Gert und Marlen von Kunhardt

Das Minutentraining

Fitness für den ganzen Menschen

R. BROCKHAUS VERLAG WUPPERTAL

tempus. VERLAG GIENGEN

5. Auflage 2005

© 1997 R. Brockhaus Verlag Wuppertal
Umschlag: Buttgereit & Heidenreich, Haltern am See
Text-Illustrationen: Karl Bihlmeier/hermann graphics
Gesamtherstellung: Breklumer Druckerei Manfred Siegel KG
ISBN 3-417-24145-6 (Brockhaus)
ISBN 3-928807-32-3 (tempus.)

Dieses Buch ist

Prof. Dr. med. Dr. h. c. Wildor Hollmann

gewidmet,

der nicht nur Wegbereiter der Sportmedizin geworden ist,
sondern auch uns immer wieder persönlich angeregt hat,
darüber nachzudenken, wo Menschen für ihr Leben
gewinnen können, wenn sie in Bewegung kommen.

INHALT

Vorwort 7

Teil 1: *Aha-Erlebnisse*

Erstes Aha-Erlebnis: Der Grieche 11
Zweites Aha-Erlebnis: Das Duschen 14
Drittes Aha-Erlebnis: Katz- und Hunde-Stretching 18

Teil 2: *Das Wie und Warum
oder »Know-how und Know-why«*

Ein neuer Tag beginnt: Die Bettübungen 21
Leise Warnungen 26
Die Morgentoilette: Zähneputzen in der Abfahrtshocke .. 31
Kein exotisches Problem 36
Das Ankleiden: Stichwort »unbequem« 41
Ein Volk von Sitzern 44
Beim Autofahren: Das Stau- und Ampeltraining 48
Die körperlichen Ressourcen 55
Am Arbeitsplatz: Die Venenpumpe 58
Kleiner Aufwand – große Wirkung 63
Gegen die Verspannung: Der Minutenurlaub 67
Unbemerkte Veränderung mit fatalen Folgen 73
Das kommt uns sehr entgegen 76
Zeitoptimiert: Das Trampolinschwingen 80
Gesundheit – was ist das? 83
In jeder Lebenslage: Das Küchentraining 87
Ein bißchen tot 93
Beim Einkaufen: Turnhalle Supermarkt 96
Fitnesswege – aber welcher ist der richtige? 100
Richtig betten: Fröhliches Erwachen 105
Nicht warten, sondern heute schon beginnen! 108

Teil 3: *Das Minutentraining in Taschenkarten*

Taschenkarte Minutentraining – Der Tag fängt an 111
Taschenkarte Minutentraining – Im Bett 113
Taschenkarte Minutentraining – Beim Zähneputzen 115
Taschenkarte Minutentraining – Durch den Tag 117
Taschenkarte Minutentraining – Stau- und Ampeltraining . 119
Taschenkarte Minutentraining – Im Auto 121
Taschenkarte Minutentraining – Venenpumpe 123
Taschenkarte Minutentraining – Der Minutenurlaub 125
Taschenkarte Minutentraining – Trampolinschwingen ... 127
Taschenkarte Minutentraining – »Turnhalle« Supermarkt . 129
Taschenkarte Minutentraining – In der Küche 131
Taschenkarte Minutentraining – Niemals Sitzen 133
Taschenkarte Minutentraining – Im Büro 135
Taschenkarte Minutentraining – Lifelineübungen 137
Taschenkarte Minutentraining – Muskeltraining mit dem Lifeline 139

VORWORT

In der Skala der Krankheitsverursacher der Zukunft steht Streß als Auslöser Nr. 1 einsam an der Spitze. Schon heute klagen Millionen Betroffener über Verspannungen, Schlafstörungen usw., Migräneanfälle häufen sich. Allergische Reaktionen, vor wenigen Jahren eine gesundheitliche Randerscheinung, nehmen rasant zu.

Für diese werden Umwelteinflüsse als Ursache ins Visier genommen und globale Gegenmaßnahmen gefordert. Man begründet zum Beispiel Antirauchkampagnen mit dem Hinweis, daß von den etwa 4000 giftigen Substanzen einer Zigarette 38 karzinogen (krebsauslösend) sind. Auf jeder Schachtel warnt der Gesundheitsminister: »Rauchen schadet Ihrer Gesundheit.« Eigenartigerweise scheint das die Raucher nicht abzuschrecken.

Noch weitaus gefährlicher sind die geradezu epidemieartig ansteigenden Schäden durch den chronischen Bewegungsmangel. Dabei fällt neben Herz-Kreislauf-Erkrankungen und arthrotischen Leiden die dramatisch ansteigende Überreaktion des Immunsystems auf.

Immer dringlicher wird der Ruf nach persönlicher Verantwortung. Wie sieht es damit aus?

Wir sehen zwar unseren persönlichen Anteil an der Gefährdung unserer Gesundheit ein, entschuldigen uns aber damit, im Augenblick durch die beruflichen und persönlichen Belastungen in einem Ausnahmezustand zu sein, und lassen es mit schlechtem Gewissen dabei bewenden. Tatsache ist, daß wir uns zu wenig Zeit für uns selber nehmen.

Es drängt sich die Frage auf: Was haben wir mit den uns in die Wiege gelegten körperlichen Gaben gemacht? Wie haben wir unsere Verantwortung für das Schöpfungswunder unserer eigenen Person wahrgenommen? Wieviel Zeit und Phantasie setzen wir eigentlich dafür ein, unseren Körper gesund zu erhalten, uns körperlich Gutes zu tun?

Das ganze Wertesystem der westlichen Gesellschaft basiert auf dem christlichen Gebot der Nächstenliebe. Und das heißt vollständig: »Du sollst deinen Nächsten lieben wie dich selbst« (Matthäus 19,19). Die Forderung, seinen Nächsten zu lieben, setzt zwingend voraus, sich zuerst selbst zu lieben. Ja, wie lieben wir uns denn?

Gertrud Höhler analysiert unsere Einstellung so: »Die Leistungsethik prägte den belastbaren Typus des Langstreckenläufers. Er gibt nicht auf; er diszipliniert sich gnadenlos, überhört die Erschöpfungssignale und mißachtet seine physischen wie seine psychischen Grenzen. Der Geist beherrscht den Körper. Die Tugend der Selbstbegrenzung wird zu einem Laster: dem Laster der Selbstüberforderung, das dem gelungenen Werk Vorrang gibt vor der Fürsorge für das eigene Ich. Immer noch steht in vielen Köpfen diese Form der Selbstverleugnung hoch im Kurs.«[1]

Unter vielen Möglichkeiten, dem Negativtrend der persönlichen Ausbeutung erfolgreich entgegenzutreten und sich etwas Gutes zu

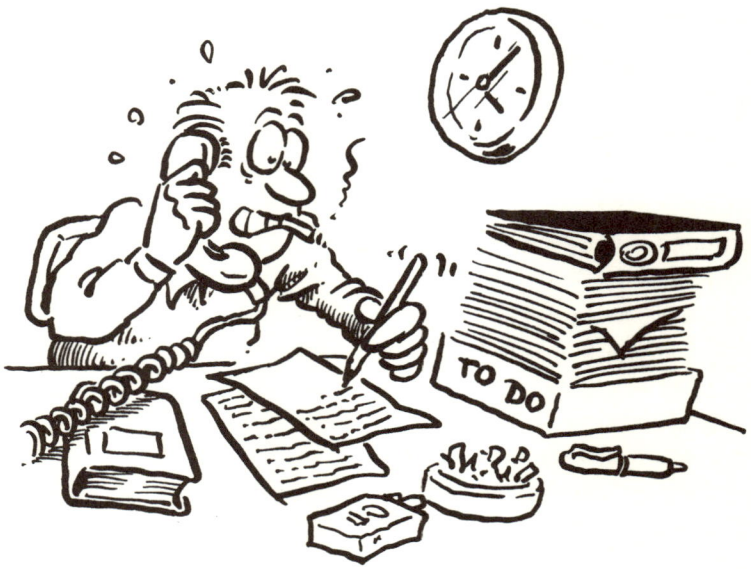

---

[1] Gertrud Höhler, Spielregeln für Sieger, Köln, 14. Auflage 1996, S. 69

tun, steht eins heute sicher fest: Es geht darum, sich mehr zu bewegen und auf diese Weise eine Stoffwechselreaktion hervorzurufen. Die Amerikaner sprechen heute vom »Cross-Training«[2], das heißt sich ohne Wenn und Aber quer durch die sportlichen Disziplinen zu konditionieren, nicht mehr nur eine Bewegungsform zu favorisieren. Richtig ist dabei: Das System Mensch ist so aufgebaut, daß es erst bei Bewegung richtig funktioniert. Die Knorpelsubstanzen der Gelenke werden zum Beispiel nur bei Bewegung ernährt, versorgt und aufgebaut.

Das Immunsystem muß ständig trainiert werden. Lebenslang. Genau wie ein Muskel oder wie das Gehirn. Wenn es nicht die Möglichkeit hat, sich auf die Veränderungen des Lebens einzustellen, sich entsprechend anzupassen, immer wieder neu zu lernen, zwischen »selbst« und »nicht selbst« zu unterscheiden, kann die Immunantwort zu spät, zu schwach oder zu stark sein. Dieses spezielle Training kann aber nur bei einem regen Stoffwechsel in den Zellstrukturen erfolgen.

Deshalb lautet die Devise: Bewegung, wo immer es geht.

Daß es möglich ist, sich ohne große Investition von Zeit, Kraft oder Geld zu konditionieren, haben wir bereits in den Büchern »Keine Zeit und trotzdem fit« und »Jetzt schaffe ich's« erörtert. Inzwischen haben wir eine Strategie entwickelt, mit der es möglich ist, sich mit allergeringstem zeitlichem Aufwand fit zu halten. Dies ist der vorläufige Schlußpunkt einer Lebenshaltung, die wir als »Kunhardt-Methode« in unserem Franchise-Unternehmen zur Ausbildung von Gesundheitstrainern lehren (www.bewegung.com).

Der Text ist gemeinsam verfaßt. Trotzdem haben wir hin und wieder die Ich-Form gewählt, weil die Erfahrungen und Übungen jeweils individuellen Charakter haben.

Malente, im Frühjahr 2001   Gert und Marlen von Kunhardt

---

[2] Europäisches Forum für Gesundheitsinformationen v. 6.9.1995, S. 7

Teil 1

Aha-Erlebnisse

Gesundheit erflehen die Menschen von den Göttern, daß aber in ihrer Hand liegt, diese zu erhalten, daran denken sie nicht.

Demokrit

Erstes Aha-Erlebnis: Der Grieche

Ein guter Freund erzählte uns vor einigen Jahren eine erstaunliche Geschichte. Er war mit einem griechischen Bekannten am Strand einer der Kykladeninseln in der Badehose spazieren gegangen. Ihm war dabei aufgefallen, daß der Grieche, obwohl er offensichtlich ein alter Herr war, unverhältnismäßig fit und sehr muskulös aussah. Auf die Frage, woher er diese Fitness hätte und ob er etwa in ein Fitness-Center ginge, lachte der Grieche schallend. So etwas gebe es dort überhaupt nicht.

»Nein, ich halte mich damit fit, daß ich jeden Tag so mache.« Er bildete mit Daumen und Zeigefinger einen Kreis und fragte: »Merkst du was?« »Nein«, antwortete mein Freund, »ich merke nichts.« Worauf der Grieche fortfuhr: »Du wirst auch in Zukunft nie etwas spüren, wenn du nicht dazu deinen Verstand einsetzt. Wir sind doch denkende Menschen. Du mußt natürlich mit dem Verstand alle dir zur Verfügung stehenden Muskeln gleichzeitig mit anspannen.

Jetzt drückst du mit aller Kraft nicht nur Daumen und Zeigefinger zusammen, sondern auch die gesamte Hand-, Unterarm-, Oberarm-, Schulter-, Hals-, Brust-, ja Bauch-, Gesäß- und Oberschenkelmuskulatur zur gleichen Zeit. Du zählst dabei zehn Sekunden ab. Das ist alles.«

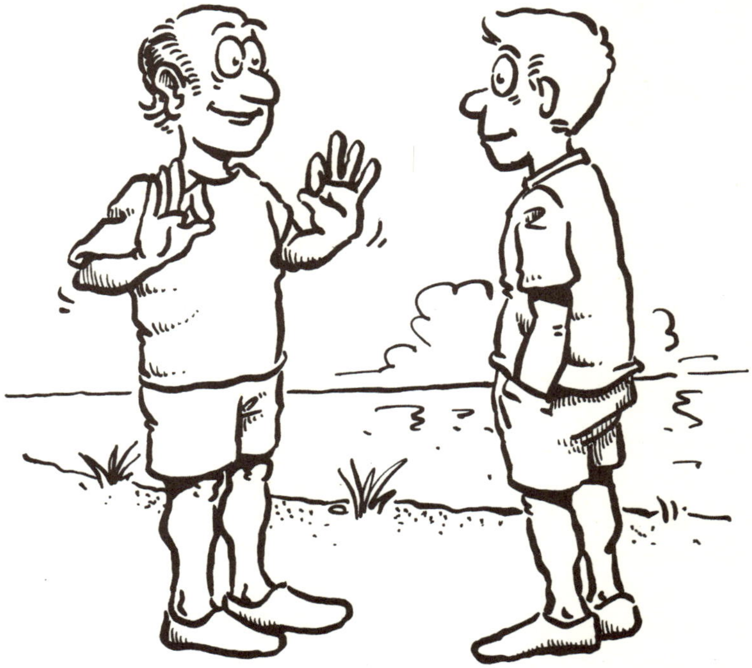

Dann machte er eine kurze Pause und wiederholte diese Übung, nun aber mit dem Mittelfinger und dem Daumen. Danach nahm er den Ringfinger, anschließend den kleinen Finger. Damit nicht genug, bildete er den Kreis der Finger neu, jetzt aber in Schnippform, das heißt er drückte die Finger nicht mehr zusammen, sondern versuchte den Zeigefinger gegen den Daumen zu strecken, ohne dabei jedoch wirklich zu schnippen. Der Kreis blieb geschlossen.

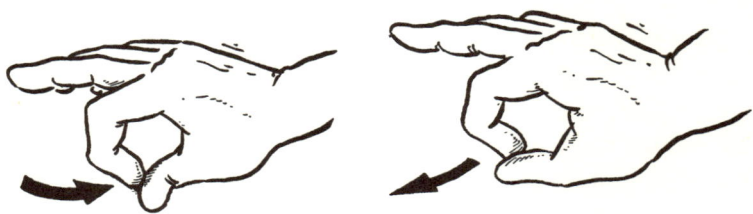

Übrigens hielt er dabei nicht die Luft an (also keine Preßatmung), sondern atmete völlig gleichmäßig weiter.

»Ja,« sagte er, »diese Übungen mache ich jeden Tag einmal. Sonst nichts.« Es war kaum zu glauben, aber der Grieche war wirklich muskelmäßig so modelliert wie ein Adonis.

Noch während unser Freund uns diese Geschichte erzählte, machte es bei uns »klick«. Wir erinnerten uns plötzlich wieder an einen Vortrag vom Leiter des Olympiazentrums Warendorf, Simon, der zum Muskeltraining erklärt hatte, daß es kein schnelleres und wirksameres Muskelwachstum gibt als durch isometrische An- und Entspannungsübungen: »Es ist die schnellste Möglichkeit, Muskeln wachsen und stark werden zu lassen.«[3]

Seitdem machen wir diese Übung jeden Tag und nennen sie »der Grieche«. Bei dieser Gelegenheit ist uns deutlich geworden, daß wir solchen Übungen Namen geben müssen, um sie uns leichter in Erinnerung zu rufen und sie dann tatsächlich auch zu absolvieren.

---

[3] Prof. Dr. Gerret Simon, in einem Vortrag am 5.3.1986 im Olympiazentrum an der Sportschule der Bundeswehr, Warendorf.

Zweites Aha-Erlebnis: Das Duschen

Es gibt viel zu tun – packen wir's an!
Werbeslogan der ESSO AG, August 1974

Als wir noch in Köln wohnten, litt ich (G.v.K.) gelegentlich unter Kopfschmerzen. Vorher war das nie der Fall gewesen. Man erklärte mir, daß es am besonderen Klima des »Köln-Bonner Beckens« liege. Damit gab ich mich zuerst zufrieden. Eines Tages beobachtete ich unsere Ponys auf der Weide hinter dem Haus und wurde nachdenklich. Ich sah sie mir fröhlich entgegenkommen und sinnierte darüber, warum sie offensichtlich nie unter Kopfschmerzen litten. Aus der Tiermedizin war mir Derartiges jedenfalls nicht bekannt. »Warum ist das so?« überlegte ich.

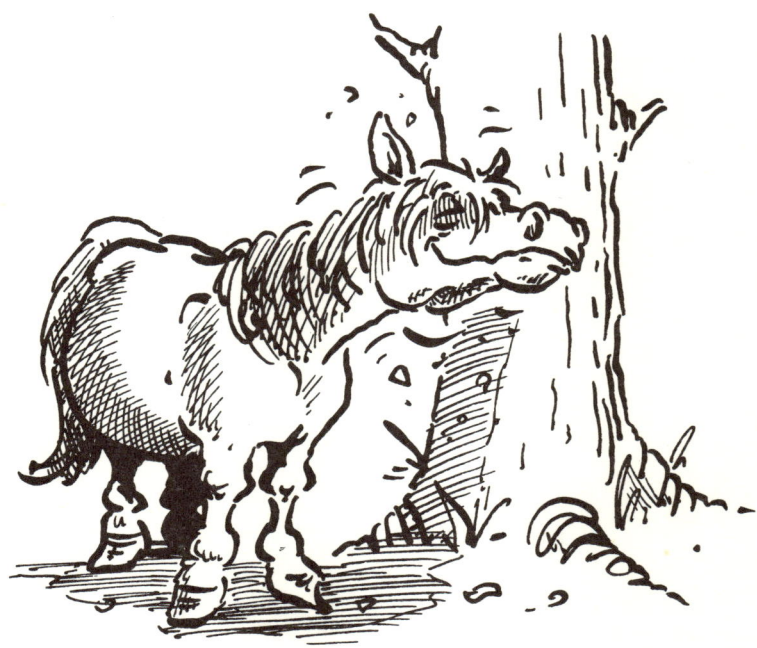

Während ich sie beobachtete, rieb sich eines unversehens an einem Baum, um sich am Hals zu kratzen. Mir fielen die starken Halsmuskeln auf. Natürlich, das war es! Ponys haben starke Halsmuskeln. Sie kratzen sich nicht mit den Händen am Hals, wenn sie einen Juckreiz spüren. Sie führen beim Fressen nicht die Hufe zum Maul, sondern sie müssen die Halsmuskeln jeden Tag zum Abreißen des Weidefutters, zum Wegschütteln der Fliegen, ja, und zum Kratzen am Hals benutzen.

Starke Muskeln können die Haltung der Halswirbelsäule verbessern. Und wenn bei 80 % aller Kopfschmerzen eine Verspannung der Hals-Nacken-Muskeln vorbeigeht, müssen diese aufgebaut werden.

Das war es! Ich mußte meine eigenen Halsmuskeln speziell trainieren. Wann hatte ich das je vorher getan? Die Halsmuskeln müssen den etwa fünf Kilogramm schweren Kopf tragen, und zwar den ganzen Tag und in einer äußerst exponierten Lage. Kein Wunder, wenn sie verspannt waren. Kein Wunder, daß ich oft Kopfschmerzen hatte. Ich beschloß, ein gezieltes Halsmuskeltraining zu organisieren.

Nun wollte ich andererseits aber nicht ein speziell angesetztes Training beginnen, von dem ich aus Erfahrung wußte, daß ich es doch bald sein lassen würde. Es mußte etwas sein, daß ich sozusagen nebenbei ohne zusätzlichen Aufwand und ohne daß es irgendeinem in meiner Familie auffallen würde, einbauen könnte. So kam ich auf die Idee, mir meine Halsmuskeln morgens beim Duschen, während des Haarewaschens, so zu trainieren, daß ich meine Hände stillhalten, dafür aber meinen Kopf unter meinen Händen bewegen würde. Gesagt, getan.

Nach drei Jahren Duschtrainings stelle ich heute erstaunt fest, daß es funktioniert hat. Ich habe deutlich stärkere Halsmuskeln bekommen; meine Halsweite beträgt nun 40 statt früher 37 cm! Und das nur, weil ich jeden Tag etwa eine Minute meine Haare so spüle, wasche und abtrockne, daß ich den Kopf dabei unter den haltenden Händen bewege. Mehr nicht. Das Schönste ist dabei: die Kopfschmerzen gehören der Vergangenheit an.

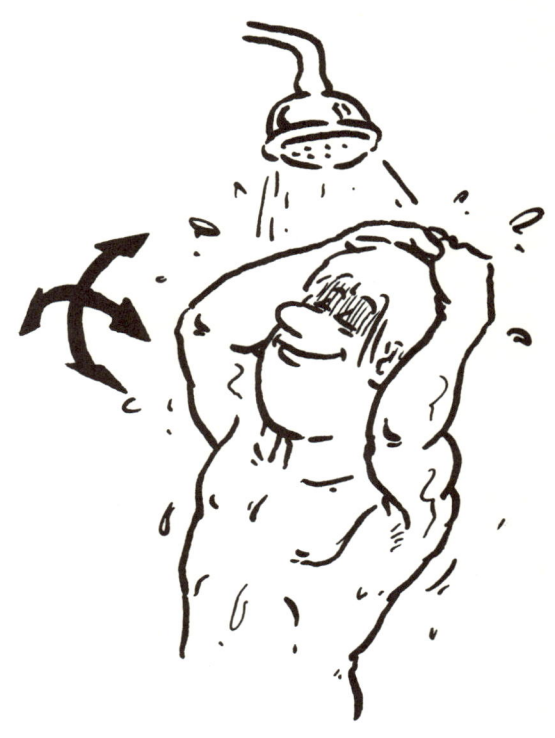

Das ist ein riesiges Ergebnis mit geringstem Aufwand und sogar ohne daß ich jetzt noch daran denken muß, weil ich das Duschzeremoniell inzwischen völlig automatisiert habe. Übrigens dusche ich ja nicht nur aus Reinlichkeitsgründen. Ich dusche eigentlich nur, weil ich mich jeden Tag anschließend kalt abbrause, das heißt den Kneippschen Guß anwende.

Dabei gehe ich von der herzfernsten Stelle, also von den rechten Zehenspitzen aus, langsam am rechten Bein außen aufwärts, dann die Innenseite, dann das linke Bein außen und innen nach oben. Anschließend brause ich die Arme von den Fingerspitzen der rechten Hand beginnend, zuerst außen, dann innen, bis zur Schulter ab. Und dann halte ich mir sogar den Wasserschwall auf den Kopf und lasse mir das kalte Wasser ganz kurz übers Gesicht laufen. Zuerst fürchtete ich, einen Herzinfarkt zu bekommen, und stöhnte dabei jedesmal laut auf, aber heute bin ich im positiven Sinne geradezu süchtig nach dem abschließenden Kaltwasserguß.

Ich habe inzwischen die Erfahrung gemacht, daß die durch den Kneippschen Guß bewirkte Verbesserung des Kreislaufes, der Hautdurchblutung und des Herzzeitvolumens auch eine muskuläre Entspannung auslöst, so daß ich seitdem nie wieder den sogenannten Hexenschuß hatte. Der überfiel mich früher alle Vierteljahre mindestens einmal. Das Duschen bedeutet für mich also eine Steigerung der Lebensqualität. Jeder kann sich deshalb vorstellen, daß ich darauf an keinem Tag mehr verzichten möchte.

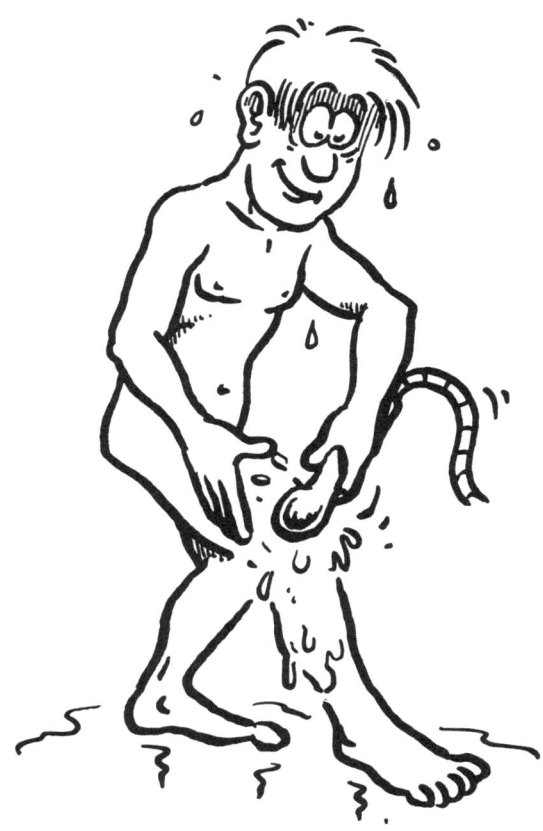

Drittes Aha-Erlebnis: Katz- und Hunde-Stretching

Es ist nicht genug, zu wissen,
man muß es auch anwenden;
es ist nicht genug zu wollen,
man muß es auch tun!   Johann Wolfgang von Goethe

Wir haben zu Hause einen Kater. Er ist inzwischen dreizehn Jahre alt. Am Menschenalter gemessen, ist er also ein uralter Herr, sozusagen schon Urgroßvater. Wie kommt es, daß ein so alter Kater regelmäßig Mäuse und sogar Ratten fängt, die er uns stolz auf der Fußmatte präsentiert? Wie ist es möglich, in seinem Alter immer noch so elastisch, gewandt und stark zu sein und damit so einen Erfolg zu haben?

Auch hier hat mich die Beobachtung eines Tieres zu einer Erkenntnis gebracht. Bevor unsere Haustiere, ja eigentlich jedes natürliche Lebewesen, zur »Tagesarbeit« schreitet, macht es unwillkürlich jedesmal eine Reck- und Streckübung: unser Hund, wenn er aus seinem Korb aufsteht, um mich zu begrüßen, der Kater, wenn er sich zu seinem Beutegang aufmacht. Selbst unsere australische Wüstenrennmaus reckte und streckte sich in ihrem Käfig, bevor sie ihre Runden drehte.

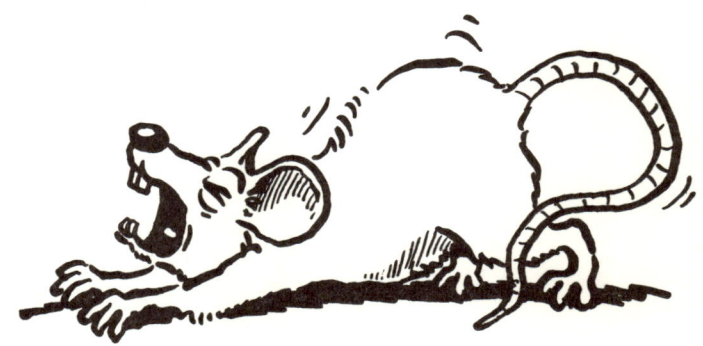

Der große Verhaltensforscher Konrad Lorenz schreibt über seine Beobachtung an jungen Graugänsen, daß sie immer wieder ihre Flügel dehnten und spreizten, um dann von einem Tag auf den anderen fliegen zu können.[4] Dieses Verhalten ist ein Naturbedürfnis, das nicht nur zum Leben gehört, sondern es geradezu bedingt.

Deshalb hätte ich gar nicht so überrascht zu sein brauchen, als ich mein drittes Aha-Erlebnis erfuhr. Unser ältester Sohn und seine Frau erwarteten das zweite Kind. Sie gingen zur ärztlichen Routineuntersuchung und berichteten anschließend, wie sie im Ultraschall deutlich erkennen konnten, daß sich das noch ungeborene Baby im Mutterleibe räkelte. Das Räkeln ist uns angeboren. Wir haben es nur zwischenzeitlich wieder verlernt. Es ist uns sogar als »undisziplinierte Flegelei« aberzogen worden.

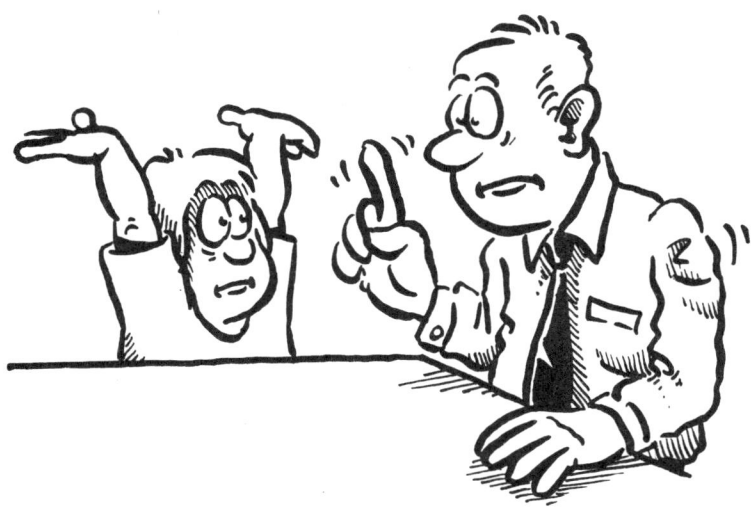

Wenn es uns gelänge, uns wieder regelmäßig zu recken, zu strecken und zu dehnen, dann könnten wir in Zukunft zwar immer noch keine Mäuse fangen und auch nicht fliegen, hätten aber möglicherwei-

---

[4] Konrad Lorenz, Hier bin ich – wo bist du?, München 1991, S. 26

se nicht mehr so viele Verspannungsprobleme und Bewegungseinschränkungen.

Wir beide haben es uns inzwischen zur Angewohnheit gemacht, uns täglich mehrmals zu recken, strecken und zu dehnen – was man neuerdings Stretching nennt. Nach und nach sind wir darauf gekommen, daß diese minutenkurzen Anspannungs-, Belastungs- und Dehnungsübungen eigentlich ein ganz gutes Trainingsprogramm wären, wenn sie zu einem täglichen und ganz normalen Verhalten, einem Teil unseres Lebens würden. So entwickelte sich nach und nach die Strategie des Minutentrainings.

Zunächst kam es darauf an, herauszufinden, wo es Gelegenheiten wie beim Duschen gab, bei denen sich solche Übungen zeitlich unproblematisch einfügen ließen. Dabei machten wir ermutigende Erfahrungen. Wenn man erst einmal erlebt hat, daß es nicht nur Mühe kostet, sondern auch Freude macht, ist der Weg nicht weit, zu einer wirklichen Verhaltensänderung zu kommen.

Teil 2

Das Wie und Warum oder »Know-how und Know-why«

Lahme werden wie der Hirsch springen. Jesaja 35,6

Ein neuer Tag beginnt: Die Bettübungen

Wie jeden Morgen reißt mich das infernalische Piepen des elektronischen Weckers aus meinen Träumen. Wo bin ich? Schon wieder aufstehen! Muß das sein? Der ewig lästige Kampf beginnt aufs neue: Noch fünf Minuten . . . Ach könnte ich jetzt noch ein Weilchen liegenbleiben! Aber dann siegt doch die Vernunft: Es bringt ja nichts. Wenn du jetzt nicht aufstehst, wird es später immer schwieriger. Nach fünf bis zehn Minuten Ringen ist es endlich soweit, ich stehe auf. Müde und steif komme ich langsam in Gang. Der Tag hat begonnen.

Kennen Sie das auch? Für uns ist das Vergangenheit. Heute beginnt für uns jeder Tag mit einem neuen Ritual:

Der Wecker piept. Ich denke wie vorher auch, was, schon fünf Uhr dreißig? Bevor mich dann aber die altgewohnten resignierten Gedanken über die Unabwendbarkeit des Aufstehens niederdrücken, bewege ich zuerst einmal die Fußzehen, besonders die großen. Ich ziehe sie an, wende sie nach links, dann nach rechts und stelle fest: Sie bewegen sich noch, und zwar nach links und rechts auf mein Kommando. Eigentlich erstaunlich, denn ich habe nichts dafür getan. Im Gegenteil, ich habe geschlafen. Gott hat mich unterdessen wunderbar erhalten, bewahrt und beschützt.

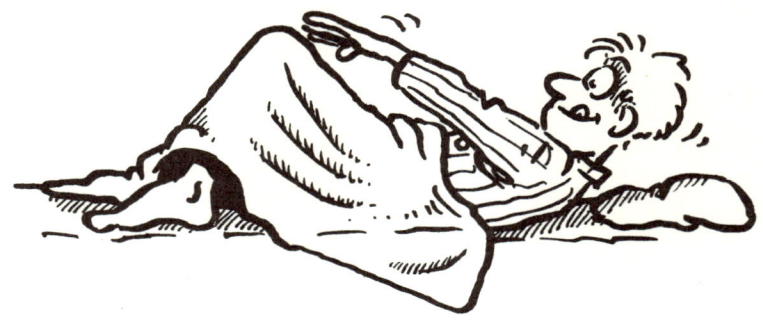

Und schon räkele ich dankbar meinen ganzen Körper, verschiebe das Becken, spanne die Gesäßmuskulatur, winkele die Beine an und versuche, mit den Händen auf die Knie zu gelangen. Noch komme ich nicht ganz hin, aber rechts und links an den Knien vorbei, das geht so einigermaßen. Das ist ein ordentliches Bauchmuskeltraining. Und eh ich's mich versehe, bin ich wach.

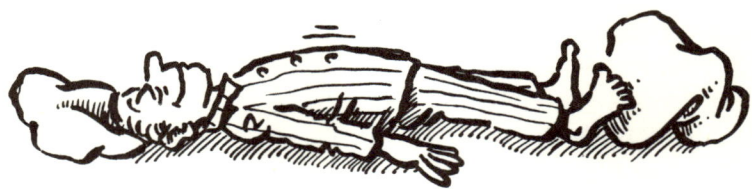

Eine meiner Lieblingsübungen ist es, in gestreckter Rückenlage Fersen, Hinterkopf und Hände gleichzeitig in die Matratze zu drücken. So entsteht eine Gesamtanspannung, die besonders die Rückenmuskulatur stärkt. Das wiederhole ich zwei-, dreimal für jeweils fünf Sekunden Anspannungszeit. Anschließend lockere ich mich wieder.

Ich (M.v.K.) leide oft unter Beschwerden in meiner Halswirbelsäule und habe deswegen verschiedenste Kopfkissen ausprobiert. Vom »Propillo« bis zum »Paradiso«. Aber trotz langer Eingewöhnungszeit und Streckung beim Orthopäden hat alles nichts genützt. Immer wieder wachte ich mit einem verspannten Hals auf.

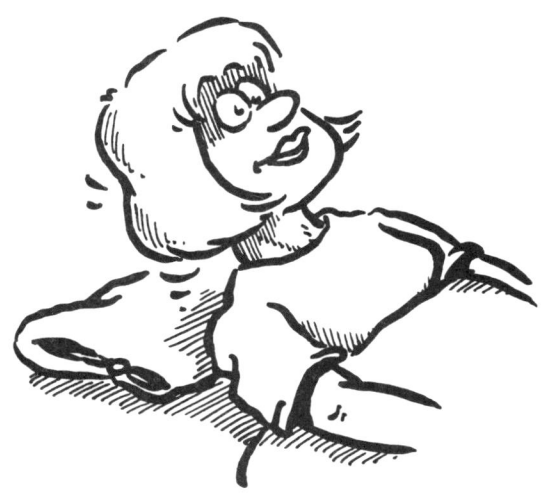

Die Beschwerden gingen so weit, daß es mir Probleme machte, mich beim Einparken mit dem Auto nach hinten umzusehen. Es wurde zunehmend schwieriger. Ich beschloß, daß das ein Ende haben müsse.

Seit dieser Zeit mache ich folgendes: Nach dem Aufwachen hebe ich meinen noch müden Kopf aus der Rückenlage mehrmals (etwa zwanzigmal) fünf bis zehn Zentimeter vom Kopfkissen hoch. Dabei muß die Halsmuskulatur den etwa fünf Kilogramm schweren Kopf anheben. Das ist eine anstrengende, aber heilsame Übung, übrigens auch für die obere Bauchmuskulatur. Sie stärkt die vorderen Halsmuskeln (Brustbein, Schlüsselbein, Hinterkopf), kräftigt Sehnen und Bänder im Halswirbelbereich und dehnt die hintere Halsmukulatur. Jetzt fällt es mir viel leichter, den Kopf wieder zu drehen.

Wir stehen heute fünf Minuten nach dem Weckton auf. Aber dieses Aufstehen hat eine völlig andere Qualität. Wir sind wach und auch dankbar, daß wir schon am frühen Morgen wenigstens ein minimales Muskeltraining hinter uns haben. Diese unscheinbaren Übungen – wir nennen sie Bettübungen – lösen die ersten Stoff-

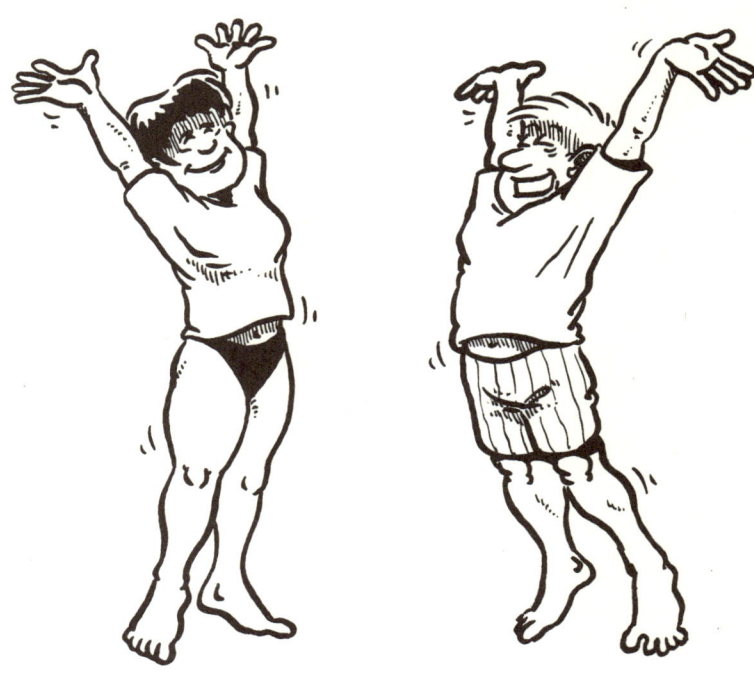

wechselreaktionen im Körper aus und erlauben durch vermehrte Ausschüttung bestimmter Botenstoffe (Transmittersubstanzen) ein früheres geistiges und körperliches Anlaufen. Wir stehen schneller auf, die routinemäßigen Handgriffe der Morgentoilette gelingen besser. Wir haben Zeit gewonnen.

Und tatsächlich, wenn ich mir nur die Frage stelle, ob ich heute wieder meine Zehen bewegen kann, läuft das ganze Bettprogramm wie von selbst ab. Es ist schon automatisiert. Wenn wir es genau besehen, dann haben wir vier Fliegen mit einer Klappe geschlagen:

1. Wir werden schneller wach.
2. Wir haben unsere Muskeln bewegt und den Stoffwechsel aktiviert.
3. Wir haben Zeit gewonnen.
4. Wir gehen mit einer zuversichtlichen Haltung in den Tag.

Das ist ein Riesengewinn, wenn man bedenkt, mit welch geringer Investition an Zeit und Kraft er erzielt werden kann. Der ganze übrige Tag wird davon beeinflußt. Denn bereits am frühen Morgen sind die Weichen auf Erfolg gestellt. Mit dieser aktiven Lebenshaltung wird ein Mensch den anfallenden Aufgabenstellungen eine positive Haltung entgegenbringen und zu größerer Toleranz fähig sein, aber auch zielstrebiger seine eigenen Ziele verfolgen. Psychologisch gesehen ist jemand, der so seinen Tag beginnt, ein »Siegertyp«.

Und das alles nur, weil drei Minuten Räkel-, An- und Entspannungsübungen im Bett – noch unter der warmen Decke – das Aufstehen erleichtert haben! Es geht aber gar nicht nur um ein effektives Aufstehen, es geht um Bewegung an sich. Warum?

Leise Warnungen

Bis hierher und nicht weiter. Augustin de Horozo

Daß derzeit jeder zweite Deutsche an Herz-Kreislauf-Störungen stirbt, haben offensichtlich viele als unabwendbar akzeptiert. Es berührt sie einfach nicht. Natürlich wissen sie, daß der Nachbar oder ein Arbeitskollege schon mal einen Herzinfarkt erlitten hat. Daß es sie selber aber nach der statistischen Erwartung in den nächsten zehn Jahren auch erwischen kann, daran denken sie nicht.[5]

Die Zahl der Herzinfarkttoten ist zwar erfreulicherweise zwischen 1964 und 1991 um 50 % gesunken, aber die Gesamtzahl der Herzinfarkte ist im gleichen Zeitraum um ein Vielfaches gestiegen.[6] Die Überlebenschance nach einem Herzinfarkt ist heute – dank medizinischer Fortschritte – sehr viel größer geworden. Ein Herzinfarkt ist aber immer noch ein bedrohliches Lebensereignis.

Eine seiner Ursachen ist Bluthochdruck. Er bewirkt eine Art Aderstarre, bei der die Gefäßwände (Arterien) feine Risse bekommen, in denen sich dann Cholesterine (Fettsubstanzen) ablagern können, die damit zur Arteriosklerose führen. Dies wird übrigens durch Streßsituationen ebenfalls provoziert.[7]

Der Bluthochdruck verbreitet sich epidemieartig in Ländern moderner Zivilisation, weil dort besonders natriumreiche (salzhaltige) Nahrungsmittel auf dem Speiseplan stehen und man sich wenig bewegt. In den noch bestehenden vorindustriellen Kulturen, wo die Lebensmittel weniger verarbeitet werden, der Salzverbrauch gering bleibt und die Menschen sich viel bewegen, ist hoher Blutdruck

---

[5] Wildor Hollmann in einem Vortrag am 3.11.1986 in Köln
[6] Wildor Hollmann, Medizin – Sport – Neuland, Köln 1993, S. 310
[7] Hans Glatzel, in: Julius Hackethal, Der Meineid des Hippokrates, Bergisch Gladbach 1993, S. 309

praktisch unbekannt. Man hält es dort für normal, daß der Blutdruck eines älteren Mannes etwa der gleiche ist wie der eines Kleinkindes.[8] In unserer Gesellschaft gehen wir davon aus, daß ein Ansteigen des Blutdrucks mit zunehmendem Alter ganz natürlich ist.

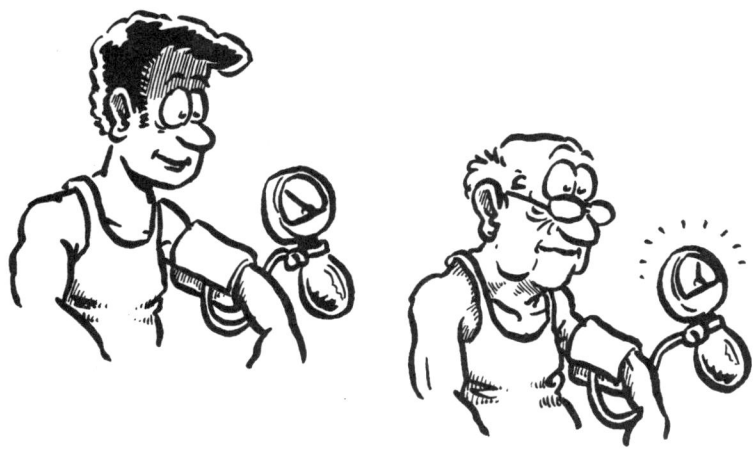

Aber das ist nur eine Seite einer schlechten Gesundheitsbilanz. Die andere ist die besorgniserregende Zahl vorzeitiger Pensionierungen und Frühverrentungen, die hauptsächlich mit Rücken- und Gelenkerkrankungen begründet werden – Tendenz steigend! Der Leiter der Betriebskrankenkasse der Kaufhof AG mit 51.000 Mitgliedern berichtet von eigenen Untersuchungen, die 75 Prozent der krankheitsbedingten Fehlzeiten auf Muskel- und Skeletterkrankungen zurückführten.[9]

Das muß aufhorchen lassen. Denn im Gegensatz zu Herzinfarkten, die plötzlich da sind, melden sich gequälte Bandscheiben und schwindende Gelenkknorpel allmählich, zudem mit erheblichen Schmerzen. Typisch ist, daß sie eine lange Entstehungszeit haben

---

[8] Al Gore, Wege zum Gleichgewicht, Frankfurt 1992, S. 220
[9] Hans-Peter Wolf, Kaufhof AG Köln, am 18.10.1992 in Nümbrecht

und daß kaum einer glaubt, seine Gesundheit zu gefährden, wenn er bequem lebt.

Aber: Viele tun doch etwas für ihre Kondition. Fitness-Studios schießen wie die Pilze aus dem Boden. Es gibt einen Riesenumsatz mit Fitness-Geräten und einen Boom des sogenannten Aktiv-Urlaubs. Viele suchen auf diese Weise nach Auswegen aus dem Dilemma zwischen Bewegungsunlust und Gesundheitsschäden. Ja, man spricht teilweise geradezu von einem »neuen Körperkult«, »der Droge Fitness« oder der »Ersatzreligion Fitness«[10].

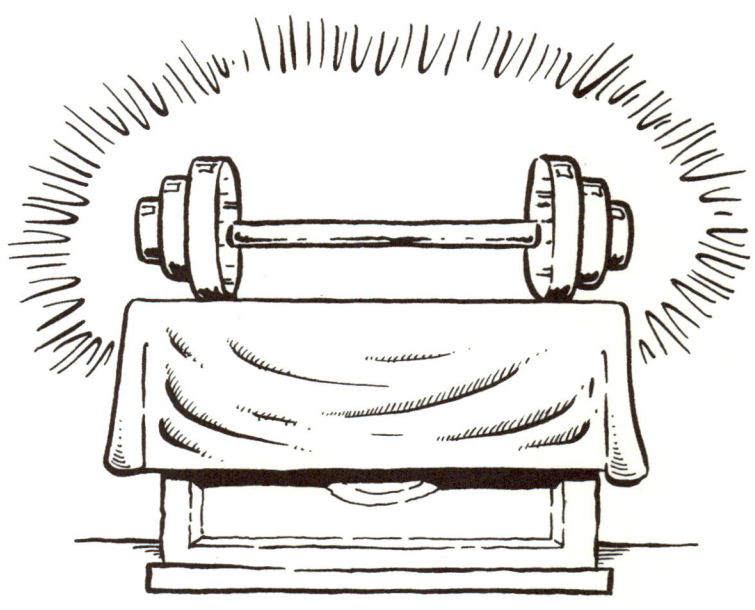

Zwischen Überreaktion und resignierender Inaktivität (»Ich schaffe es doch nicht«) klafft die Schere jedoch weit auseinander. Längst nicht alle Fitness-Freunde erleben eine dauerhafte Verbesserung

---

[10] Idea-Spektrum vom 23.6.1993

ihres körperlichen Befindens. Es kommt zu Fehlentwicklungen. In einem bundesweiten sportwissenschaftlichen Report über Fitness-Studios wurde unter der Überschrift »Fit, schön, kaputt?« zum Beispiel belegt, daß jedes zweite Mitglied wegen unqualifizierter Betreuung, mangelnder Beratung und schlechtem Service oder aufgetretener Beschwerden vorzeitig kündigt.[11]

Auch Aktivurlaub nützt überhaupt nichts, wenn die sportlichen Aktivitäten zu Hause nicht regelmäßig fortgesetzt werden, weil kurzfristige Trainingsreize eben keine anhaltenden Gewinne bringen können. Denn der menschliche Organismus ist ein Anpassungsphänomen, das sich anhaltend konditionieren läßt, wenn spätestens alle zwei bis drei Tage ein neuer Trainingsreiz folgt. Das nennt man das Prinzip der Superkompensation. Beim Ausbleiben weiterer Trainingsreize verliert der Körper bereits nach vier Tagen wieder die erreichten Gewinne.

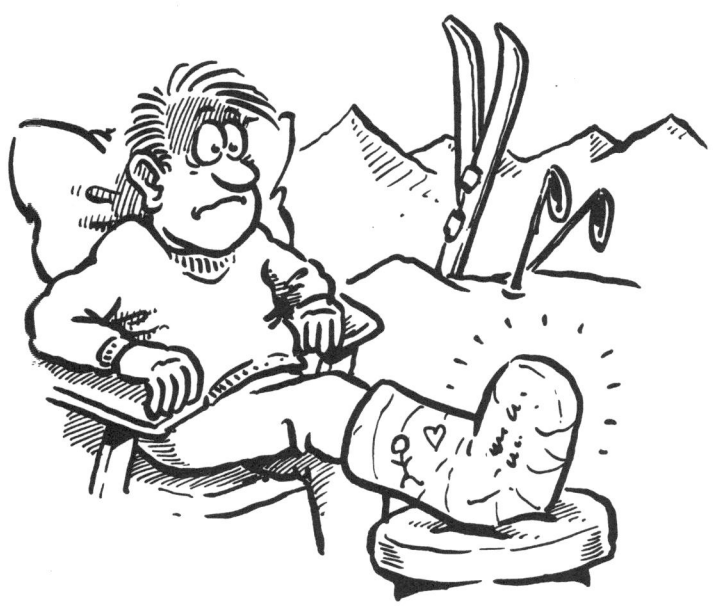

[11] Stern 21/1989, S. 72

Insofern bringt das Joggen, Tennis- und Golfspielen ausschließlich am Wochenende keinen bleibenden Muskel- oder Herzkreislaufgewinn und bleibt damit wirkungslos. Wenn man außerdem davon ausgeht, daß sich die wenigsten Menschen muskulär und konditionell auf einen Urlaub vorbereiten, wird erklärlich, weshalb dort so viele Verletzungen und Unfälle passieren, ganz abgesehen von der allgemeinen physischen und psychischen Überforderung, die sich diese Menschen in der »schönsten Zeit des Jahres« ohne Not zumuten.

Da haben dann diejenigen nicht ganz unrecht, die sich nach dem Motto »Sport ist Mord« ganz aus dem Bewegungstraining heraushalten. Andere sehen im regelmäßigen Joggen eine Lösung. Unüberlegtes Jogging kann allerdings der erste Schritt in die falsche Richtung sein. Richtig ist in diesem Falle, ein moderates und kurzes Training, dafür aber alle zwei Tage, durchzuführen. Konkret am Beispiel Laufen: Nicht joggen, sondern joggeln, nicht 45, sondern nur 15 Minuten lang (langsam!). Neueste Forschungen belegen, daß es sogar möglich ist, sich in Minutensequenzen gut in Kondition zu bringen.[12]

Eigentlich dürfte es keine Schwierigkeit sein, dieser Einsicht die Tat folgen zu lassen.

In diesem Buch ist jeder eingeladen, einerseits die Argumente (das »Know-why«) wie andererseits die Vorschläge (das »Knowhow«) kritisch zu überprüfen, um dann daraus eigene Schlüsse zu ziehen. Tatsache ist, daß die traditionellen Bewegungsangebote bisher wenig Wirkung erzielt haben. Die nachfolgend vorgestellte »Strategie des Minutentrainings« ist nach Ansicht einiger Spitzenmediziner die effektivste Art, sich sozusagen spielerisch in Form zu halten. Diese Übungen sind über den ganzen Tag anwendbar, wie das folgende Beispiel zeigt.

---

[12] Gerret de Meirleir, in: Deutsche Zeitung für Sportmedizin, 10/89 Sonderheft Nr. 39

Die Morgentoilette:
Zähneputzen in der Abfahrtshocke

Du wirst wieder jung wie ein Adler. Psalm 103,5

Auch wir gehören zu den Menschen, die morgens eine bestimmte Anlaufzeit brauchen. Durch die Bettgymnastik wird dieser Zeitraum zwar verkürzt. Dennoch ist es immer noch so, daß die üblichen Abläufe in einer Art schlafwandlerischen Gleichmäßigkeit geschehen: Zähneputzen, Rasieren, Duschen, Abtrocknen, Haare-

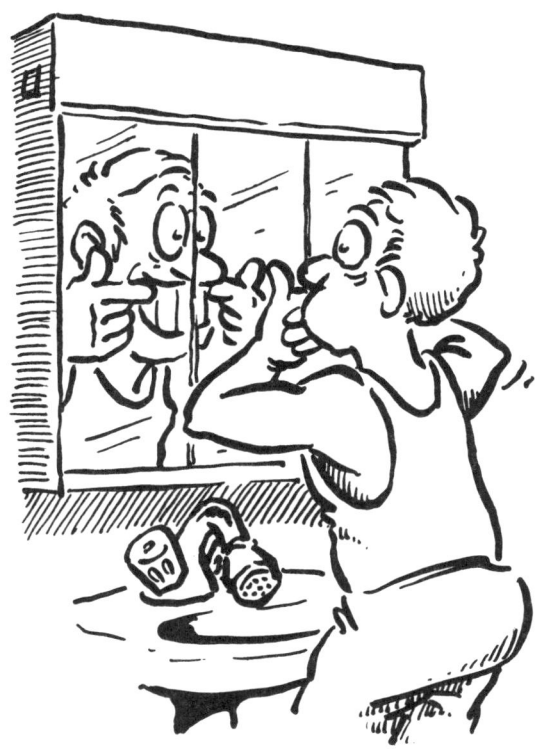

kämmen, Einkremen usw. Darüber denkt kaum jemand nach. Das ist jahrelang eingeübt. Jeder Handgriff sitzt. Ein unveränderter Rhythmus. Nichts darf dazwischenkommen. Die Seife, die Zahnpasta, der Rasierschaum – alles muß genau auf dem richtigen Platz liegen.

Seitdem wir wissen, daß wir uns mehr bewegen müssen, haben wir uns darauf spezialisiert, zeitoptimiert zu trainieren, also die Zeiten zu nutzen, die sowieso anfallen, die uns gedanklich nicht fordern, die sozusagen nebenbei ablaufen. Genau das geschieht morgens im Badezimmer. Da bietet sich die Gelegenheit, einen Freiraum automatisierter Handlungsabläufe zum systematischen, jeweils nur eine Minute dauernden Training zu nutzen. Das nennen wir das *Minutentraining*.

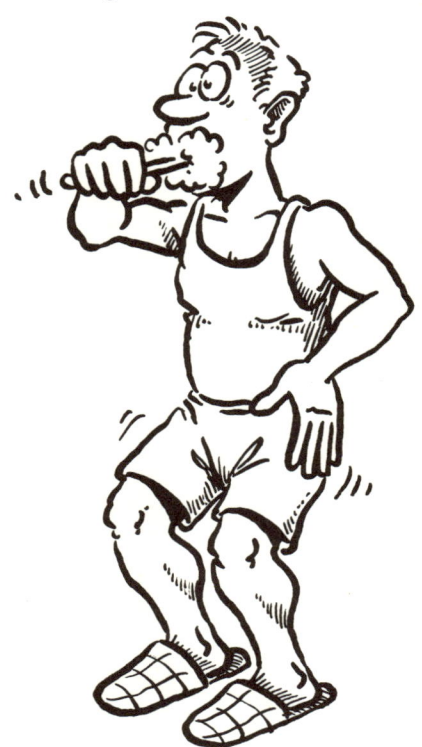

Wir putzen uns nicht nur die Zähne konventionell (unser eineinhalbjähriger Enkel besitzt bereits eine elektrische Zahnbürste . . .), sondern gehen dabei gleichzeitig in die sogenannte Ski-Abfahrtshocke. Über zweihundert Muskeln sind dabei beansprucht. Das ist sowohl eine diffizile Koordinations- wie auch eine anspruchsvolle Balance- und Haltearbeit. Dazu kommt, daß allein durch die Beinmuskeln gleichzeitig etwa vierzig Prozent der gesamten Körpermuskulatur im Einsatz sind. Das löst eine sehr große Stoffwechselreaktion aus. Achten Sie mal darauf, wie lange so ein Zähneputzen dauert. Da können die Oberschenkelmuskeln schnell bis an ihre Leistungsgrenze gefordert werden . . .

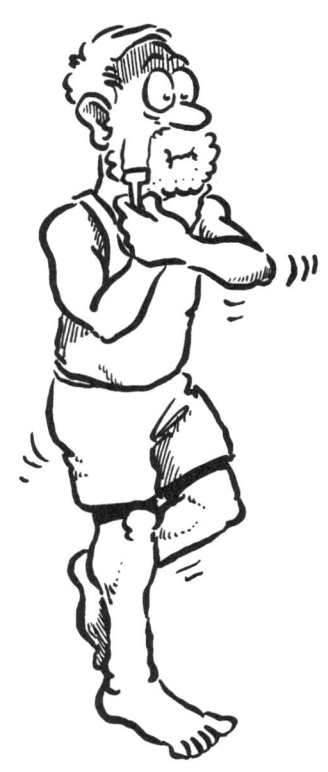

Ähnlich verfahre ich (G.v.K.) beim Rasieren. Ich bin Naßrasierer. Jedoch lege ich hier eine Zusatzübung ein: Ich rasiere mich auf einem Bein balancierend. Die linke Wange auf dem rechten, die rechte Wange auf dem linken Bein. Ich bin inzwischen schon so virtuos, daß ich dabei dann noch gleichzeitig halbe Kniebeugen vollbringe. Es ist ein Spiel. Ich gehe spielerisch mit den kleinen Dingen des täglichen Lebens um. (Wer glaubt, daß ich eine masochistische Ader hätte, soll wissen, daß ich mich noch nie bei dieser Art des Rasierens geschnitten habe!)

Wenn es stimmt, daß ein Angestellter beim morgendlichen Duschen größere körperliche Arbeit leistet als am ganzen übrigen Vormittag an seinem Arbeitsplatz im Büro, wie es der Leiter des »Instituts für Gesundheit« in Aachen, Michael de Toia, behauptet, dann ist das Anwenden dieses Minutentrainings doch einen Versuch wert.

Seitdem wir dahintergekommen sind, daß kleine Übungen, wenn sie jeden Tag wiederholt werden, sagenhafte Muskelverbesserungen erbringen, nutzen wir jede sich bietende Gelegenheit, um unsere Muskeln zu trainieren. Wir stellen uns nicht einfach gerade unter den Duschkopf, sondern drehen und wenden den Kopf so, daß das Wasser an alle trockenen Stellen direkt fließt. Wir heben zum Beispiel die Arme hoch, um die Seife durch den Wasserstrahl direkt aus der Achsel herauszuspülen, nicht etwa, indem wir mit der hohlen Hand Wasser an die betreffende Stelle spritzen.

Ich bewege mich bewußt, nutze die Intimität des Badezimmers, in dem ich vor fremden Blicken verschont bin. Das Beispiel mit dem Haarewaschen zeigt, wie mit geringstem Aufwand eine große Wirkung erzielt werden kann. Also nutze ich die Gelegenheit, mich spielerisch wenigstens dort in Bewegung zu halten, wo ich mich garantiert nicht lächerlich mache: Zu Hause, in meinen eigenen vier Wänden.

Ich (M.v.K.) wasche mir zum Beispiel alle zwei Tage die Haare. Das kostet mich einige Mühe, weil ich mindestens zwanzig Minuten Zeit zum Föhnen benötige. Aber für mein Aussehen tue ich das. Alle Handgriffe dabei sind seit langem eingeübt, so daß ich diese

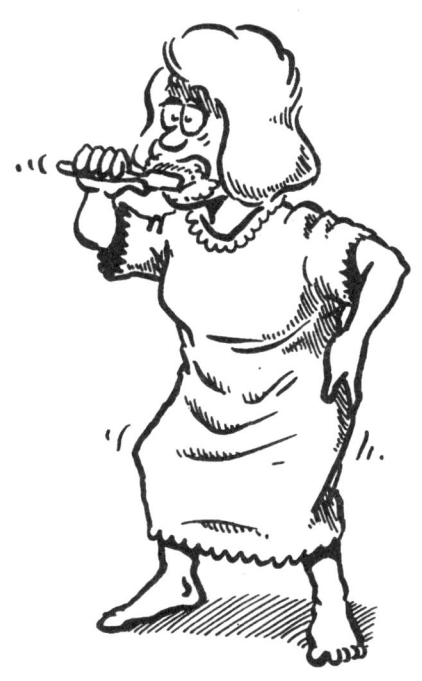

zwanzig Minuten nebenbei zu einem zusätzlichen Muskeltraining nutze. Auch ich begebe mich in die »Ski-Abfahrtshocke«. Das heißt ich stehe wippend in einer leichten Kniebeuge vor dem Spiegel. Zwischendurch richte ich mich immer wieder einmal auf, um die Muskulatur zu entspannen. Danach habe ich nicht nur eine hübsche Frisur, sondern auch eine gestärkte Rücken- und Beinmuskulatur.

Übrigens kostet uns dieses morgendliche Minutentraining keinerlei geistige Anstrengung. Es ist innerhalb kürzester Zeit zu einem festen Bestandteil Routineverhaltens geworden, das wie selbstverständlich abläuft. Nebenbei haben wir festgestellt, daß wir beweglicher und elastischer geworden sind. Das ist für einen Siebenundfünfzigjährigen und eine Fünfzigjährige eine Entwicklung, die sich auf die Gesundheit in vieler Beziehung auswirkt, wie das nachfolgende Kapitel zeigen wird.

Kein exotisches Problem

Wer im Frühjahr nicht sät,
wird im Spätjahr nicht ernten.   Sprichwort

Die bemerkenswerteste demographische Entwicklung dieses Jahrhunderts in unserem Land ist die zunehmende Überalterung der Bevölkerung. Das ist nicht allein dem hohen Stand der Pharmazie und der Medizin, sondern vor allem dem erbbedingten genetischen Code zu verdanken.[13]

Die physiologisch mögliche Lebensaltersgrenze könnte, so haben Wissenschaftler hochgerechnet, zwischen 120 und 140 Jahren liegen. Zur Zeit liegt die durchschnittliche Lebenserwartung für Männer bei 76 und für Frauen bei 80 Jahren. Das ist, gemessen an der Lebenserwartung der Menschen vor hundert Jahren,

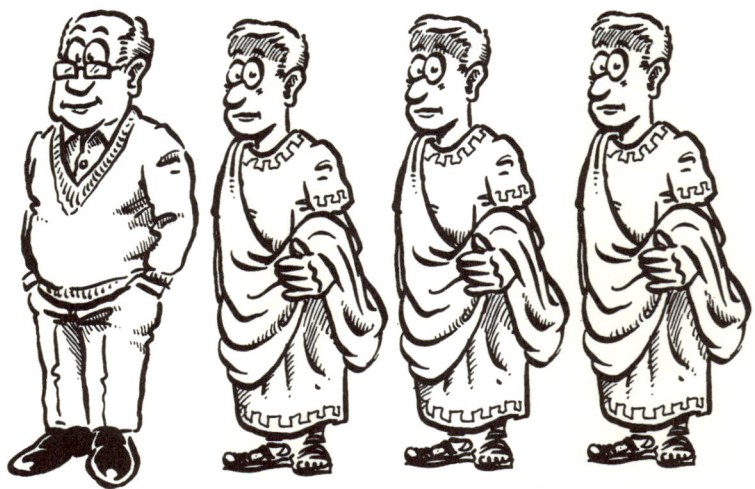

[13] P.F.M. Kotzold, in: Therapiewoche 43/93, S. 1910

eine Verdoppelung. In den USA leben heute schon mehr als 52.000 Menschen mit über 100 Jahren! So hat ein Mensch, der heute 65 Jahre alt ist, noch einen Lebensabschnitt vor sich, der die gesamte statistische Lebenserwartung eines Menschen der Antike übersteigt.[14]

Obwohl wir immer älter werden, beschleunigt sich der Verfall der Gesundheit gleichzeitig auffallend. Die riesige Zahl der Herz-Erkrankungen und die exponentielle Steigerung der Muskel- und Skeletterkrankungen zeigen, daß das mit der gegenwärtigen Gesundheitspolitik und der Einstellung der Bevölkerung zu diesem Problem nicht in den Griff zu bekommen ist.

Nach Ansicht des Club of Cologne, der sich im Frühjahr 1994 mit Spitzenwissenschaftlern der Weltgesundheitsorganisation (WHO) und dem Weltverband für Sportmedizin (FISM) in Köln traf, sind 50 % der Weltbevölkerung körperlich inaktiv. Mangelnde Bewegung ist aber eine der häufigsten Todesursachen. Für körperlich inaktive Menschen ist das Herzinfarktrisiko mehr als doppelt so hoch wie für sportlich aktive Menschen.[15]

Neueste wissenschaftliche Veröffentlichungen belegen eine gravierende Veränderung der Immunabwehr durch Bewegungsmangel. Das hat zum Beispiel direkte Auswirkungen auf die Entwicklung von Krebserkrankungen. Untrainierte Frauen haben ein 16mal höheres Krebssterberisiko als trainierte. Auch bei den Männern ist der Unterschied erheblich, wie die nachstehende Grafik zeigt.[16]

Vordringlichste Aufgabe ist es nach Meinung der WHO daher, weltweit darauf aufmerksam zu machen, daß durch regelmäßiges Training die Leistungsfähigkeit sowohl des Herz-Kreislauf- als auch des Immunsystems deutlich verbessert werden kann.[17]

---

[14] Rheinischer Merkur v. 3.6.1994, S. 17
[15] Resolution Club of Cologne, Köln, 7.-10.4.1994
[16] S. Blair, in: Deutsche Zeitung für Sportmedizin, Sonderheft 1/95, S. 66
[17] Richard Rost, in: Deutsche Zeitung für Sportmedizin, Sonderheft 1/95, S. 66

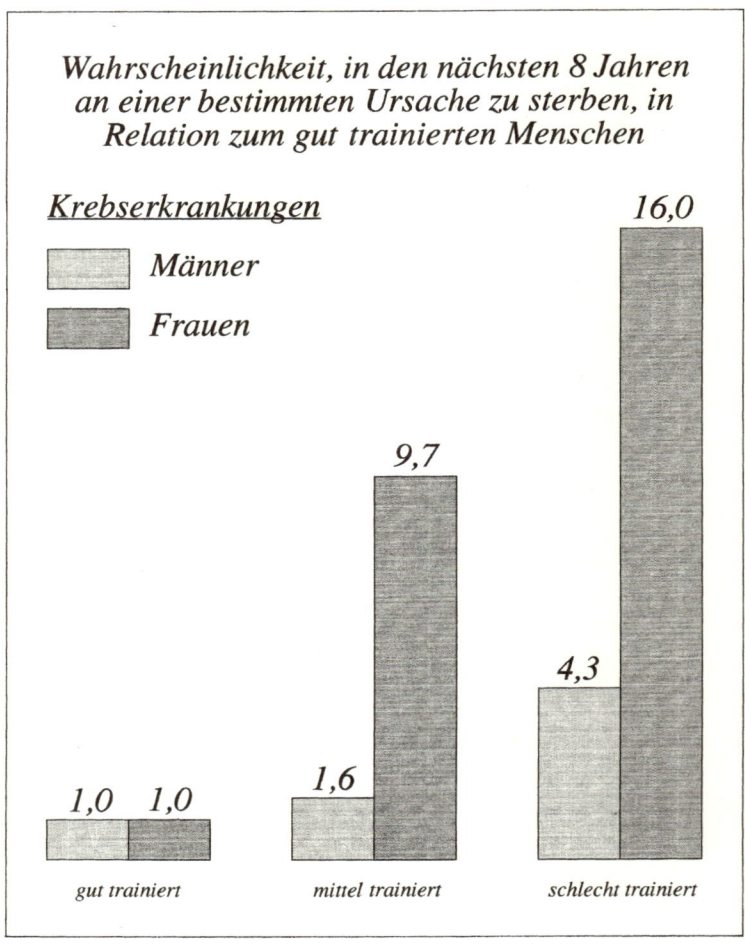

Quelle: Studie mit 13 344 Personen, S. Blair, in: Sportmedizin, Sonderheft 1/95, S. 66

In der Tat besteht Handlungsbedarf auch zum Schutz der Wirksamkeit unseres Immunsystems. Innerhalb der letzten 50 Jahre stieg beispielsweise die Häufigkeit des Heuschnupfens (Pollinosis) in der Bevölkerung von einem auf 15 Prozent. Das kann weder an den

Erbanlagen noch an Pollen liegen[18], sondern an der Überreaktion des Immunsystems. Allergien sind kein exotisches Gesundheitsproblem, sondern sie entwickelt sich zu einem der Kardinalprobleme der westlichen Gesellschaft.[19]

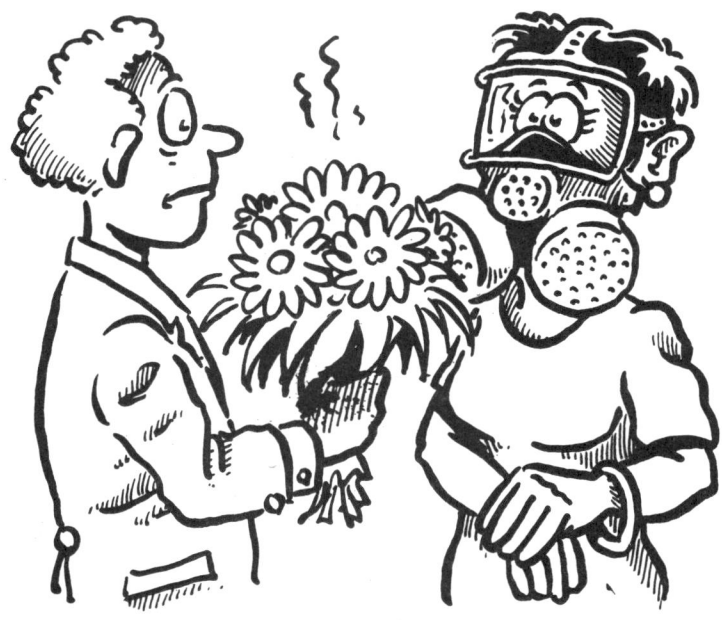

Es gibt also viele Gründe, neu darüber nachzudenken, wie man sich körperlich fit halten und aktiv bleiben kann. Interessant ist, wie wir unser Leben tatsächlich gestalten. Durch den Segen der Industrie und Automatisierung brauchen wir uns nämlich lange nicht mehr so intensiv körperlich anzustrengen, wie es unsere Vorfahren seinerzeit noch mußten. So ist denn auch der Kalorienverbrauch durch Muskelarbeit in den letzten 40 Jahren beim Mann um 600 kcal und bei der Frau um 450 kcal im Durchschnitt zurückgegangen.

---

[18] Wildor Hollmann, in: Kölnische Rundschau v. 11.4.1994
[19] Lothar Jäger, in: Elan 4/94, S. 12

Einen solch radikalen Eingriff in die Stoffwechselsituation hat es in der bisherigen Menschheitsgeschichte nie zuvor gegeben.[20]

Unser Anteil an der Energiebereitstellung in der Industriegesellschaft beträgt heute nur noch etwa 1 % gegenüber 90 %, die unsere Großeltern mit eigener Muskelkraft leisten mußten.[21] Wir dagegen erledigen heute eigentlich nur noch Restarbeiten und tun auch dies fast ausschließlich im Sitzen.[22]

Die Aufgabenstellung für uns heißt also: Wie können wir einerseits möglichst alt werden, ohne andererseits durch Krankheit und Siechtum unnötig geplagt zu werden? Ziel müßte es sein, gesund zu sterben. – Dazu bedarf es viel weniger Kraftanstrengungen, Zeitinvestitionen oder finanzieller Aufwendungen, als uns Gesundheitsapostel weismachen wollen. Es geht schlicht und einfach um die Rückbesinnung auf einen »bewegten« Lebensstil, ganztägig, nicht nur abends im Tennisclub oder dreimal wöchentlich auf der Sportanlage. Bewegung heißt Leben. Bewegung also, wo immer es geht, von morgens bis abends, in kleinen Dosen. Das ist natürlich eine Herausforderung an unsere Bequemlichkeit, aber es hat einen großen Effekt. Es lohnt sich also, unsere Lebensführung daraufhin kritisch zu bedenken.

---

[20] Ulrich Wahn, in: Elan 4/94, S. 12
[21] Wildor Hollmann, in: Herz, Sport und Gesundheit 4/93, S. 36
[22] D.K. Hüllemann, in: Zeitung für Allgemeinmedizin 24/91, 8/91, S. 1425

Das Ankleiden: Stichwort »unbequem«

*Wenn das Leben köstlich gewesen ist,
so ist es Mühe und Arbeit gewesen.*   Psalm 90,10

Ich ertappe mich immer wieder, wie ich, auf der Bettkante sitzend, meine Schuhe zubinde. Seitdem ich aber von einem Vortrag Wildor Hollmanns Ende 1995 in Berlin gehört habe, wonach er sich prinzipiell seine Schuhe nur noch auf einem Bein balancierend anzieht, sitze ich nicht mehr auf der Bettkante. Hollmann erläuterte seinen

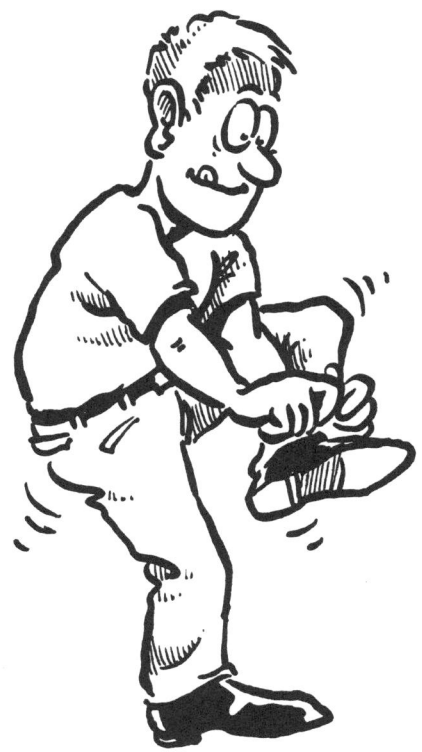

erstaunten Zuhörern, daß schon diese kleine Übung am Tagesbeginn eine so umfassende muskuläre Stütz-, Halte- und Koordinationsarbeit auslöse, daß damit zum einen die alternsbedingten Koordinationsverluste verhindert, andererseits anhaltende Stoffwechselvorgänge ausgelöst werden können.[23]

So habe ich es mir inzwischen angewöhnt, meine Schuhe entweder ebenfalls balancierend oder jeweils wechselseitig kniend anzuziehen. Das ist zeitlich gesehen kaum ein Unterschied, aber anstrengungsmäßig sehr.

Auch als Frau kann man beim Ankleiden trainieren. Eine gute Möglichkeit bietet das Anziehen der Strumpfhose. Sehr bequem wäre es, sich hierbei hinzusetzen. Es bringt aber viel mehr, auf einem Bein stehend, balancierend in die Strumpfhose zu steigen. Bei aller anfänglichen Anstrengung bewirkt diese tägliche Balanceübung doch schon nach kurzer Zeit eine ergiebige Verbesserung der Koordination. Ich stehe sicherer auf meinen Füßen. Und es kostet keine zusätzliche Zeit.

Damit kommen wir zu dem Stichwort, welches das Minutentraining am deutlichsten charakterisiert: unbequem. Es kommt einfach darauf an, der Bequemlichkeit die unbequeme Lösung vorzuziehen. Ich besitze beispielsweise nur Schuhe mit Schnürbändern. Das Zuschnüren ist ein Vorgang, der die Feinmotorik der Hände und Finger erhält.

Deshalb binde ich mir auch oft einen Schlips um. So erhalte ich spielerisch die koordinativen Fähigkeiten meiner Hände und beuge damit den alternsbedingten Verlusten vor. Wir haben es uns angewöhnt, unser Leben daraufhin zu beobachten, wo es neben der bequemen vielleicht auch eine unbequeme Möglichkeit gibt, die wir dann auf jeden Fall bevorzugen. So bitte ich beispielsweise unsere Tochter nicht mehr darum, mir eine Flasche Bier aus dem Keller zu holen, sondern gehe selber.

---

[23] Aussage von Direktor Horst-Michael Hanika über einen Vortrag von Wildor Hollmann vor ABB-Managern in Berlin, September 1995

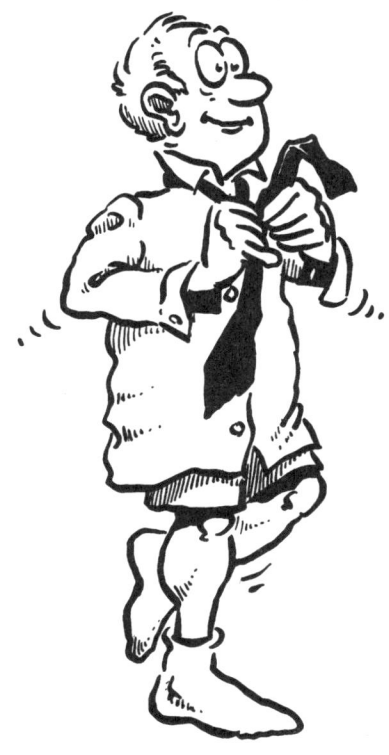

Ich gehe keiner Gelegenheit, etwas tragen zu dürfen, aus dem Weg und vermeide, wo immer es geht, technische Hilfsmittel.

Wie weit wir uns jedoch allgemein schon bequem eingerichtet haben, zeigt das nächste Kapitel.

Ein Volk von Sitzern

Wer betrügt hier wen?   Pierce de Beaumarchais

Genau genommen arbeiten wir in den uns zugemessenen etwa 675.000 Lebensstunden nur noch zwischen 38.000 und 48.000 Stunden.

Die gewonnene Freizeit aber ist hauptsächlich Fernsehzeit. Im Durchschnitt sieht jeder Bundesbürger täglich 196 Minuten fern – 3 Stunden und 16 Minuten![24] Zeitung liest er auch noch, etwa 65 Minuten. Alles im Sitzen natürlich.

Dies gilt entsprechend für die junge Generation. In einer Studie wurde zusätzlich darauf aufmerksam gemacht, daß amerikanische

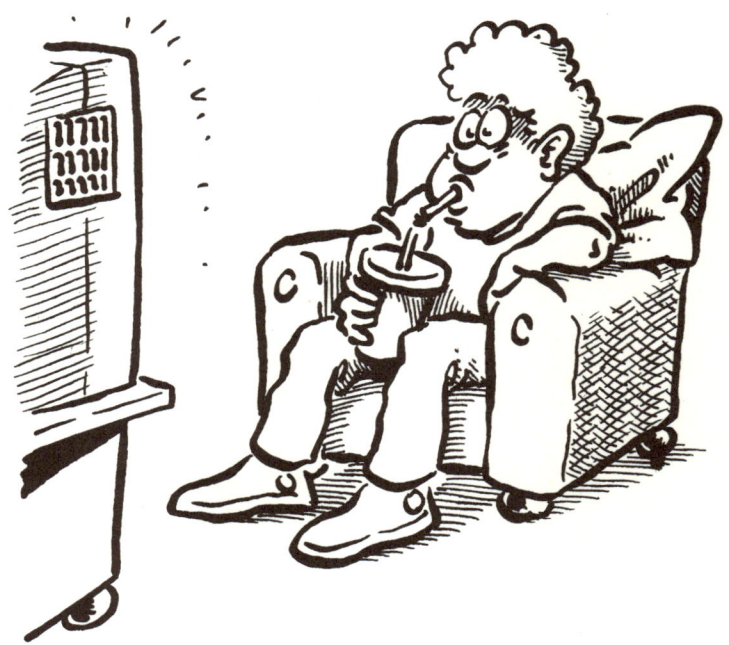

[24] Bernd Guggenheimer, in: Kölnische Rundschau v. 15.5.1993

Jugendliche zum Zeitpunkt der Schulentlassung mit 22.000 Stunden doppelt so lange vor dem Fernsehgerät gesessen hatten wie vor ihren Lehrern in der Schule.[25]

In Deutschland sind wir noch nicht soweit. Die damalige Bundesjugendministerin Angela Merkel berichtete 1993 aber, daß die deutschen Schüler im Zeitraum zwischen der 5. und 10. Klasse insgesamt 7.500 Stunden (Schulstunden) fernsehen, aber nur 7.200 Stunden vor ihren Lehrern sitzen. 60 % der 10jährigen bleiben auch noch nach 20.00 Uhr auf Empfang.[26] Nach einer neuen Studie hat die Bewegungsarmut bei Schulkindern zwischen 1986 und 1995 so zugenommen, daß sie 36 % mehr sitzen als vorher.[26a] Niemals zuvor sind Kinder so bewegungsarm erwachsen geworden.

Eine weitere Veränderung des Arbeitslebens ist bemerkenswert: Die Arbeitszeit hat sich insgesamt stark verkürzt, aber die Arbeit ist doch nicht weniger geworden. Das heißt, die Leerlaufzeiten sind systematisch reduziert worden. Man nennt das Verdichtung der Arbeit. Die früher so entspannenden und heute um so nötigeren Kurzpausen entfallen ersatzlos. Das Arbeitstempo hat sich verschärft.

Die durchweg sitzende Lebensweise hat weitere Folgen. Die Belastung der Bandscheiben vergrößert sich beim Sitzen beispielsweise besonders im Bereich der unteren Lendenwirbelsäule um 40 % gegenüber stehender Haltung. Beim Vorbeugen steigt die Belastung übrigens um 90 %.[27] Der deutsche Bundesbürger sitzt im Durchschnitt 9 Stunden am Tag. Muskelschwächung und -verkürzungen sind damit programmiert, weil sich nicht beanspruchte Muskeln zurückentwickeln.

Und wenn es stimmt, was Henriette Heiny, die Leiterin der Konferenz der American Colleges of Sportsmedicine, sagt: Mehr Amerikaner erlitten Herzkrankheiten aufgrund von körperlicher Inaktivität als infolge irgendeines anderen Risikofaktors, einschließlich

---

[25] Rolf Eisele bei einem Vortrag am 13.5.1993 in Marburg
[26] Idea-Spektrum 45/93, S. 21
[26a] Sabine Kubesch, Uni-Klini Ulm, in AOL-Wissenschannel v. 25.10.2000
[27] Erhard Ellwanger, in: Forbes 6/93, S. 65

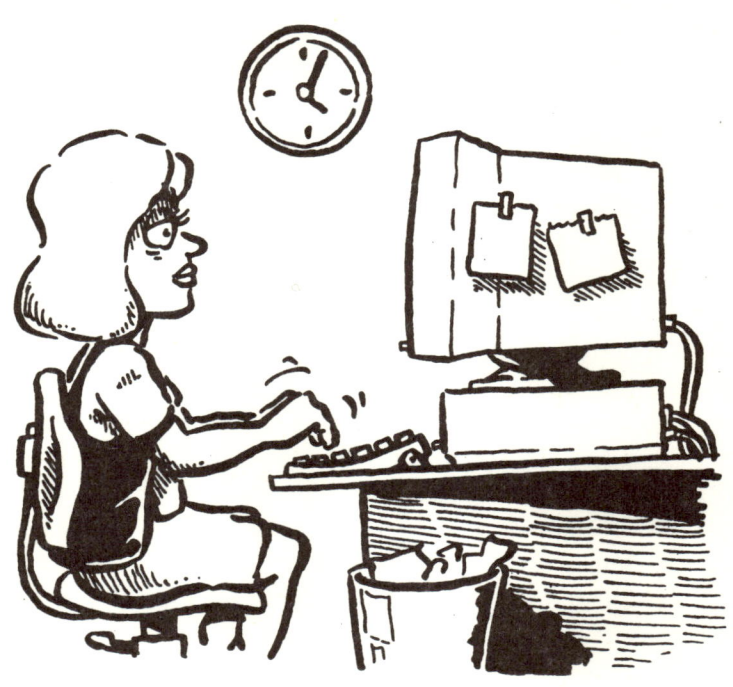

des Rauchens[28] – dann ist die These »Rauchen ist gesünder als sich nicht zu bewegen« zwar provokant, aber nicht ganz unberechtigt.

Und wir betrügen uns selbst, wenn wir glauben, daß wir mit Aktivurlaub oder ein- bis zweimaligem Fitness-Training in der Woche aus dem Dilemma der körperlichen Inaktivität herauskommen könnten. Es ist eine ganzheitliche, die ganze Lebensführung betreffende Herausforderung. Deshalb sind wir aufgerufen, die Zeitlücken in unserem Tageslauf herauszufinden, die uns eine zusätzliche Muskelaktivität erlauben. Eine ganz gute Möglichkeit dazu bietet das Autofahren. Statistiker haben errechnet, daß wir im Laufe unseres Berufslebens durchschnittlich insgesamt 17.000 Stunden im Stau verbringen. Diese Zeit kann genutzt werden.

---

[28] Henriette Heiny auf der Konferenz der American Colleges of Sportsmedicine, Oregon, am 12.2.1993

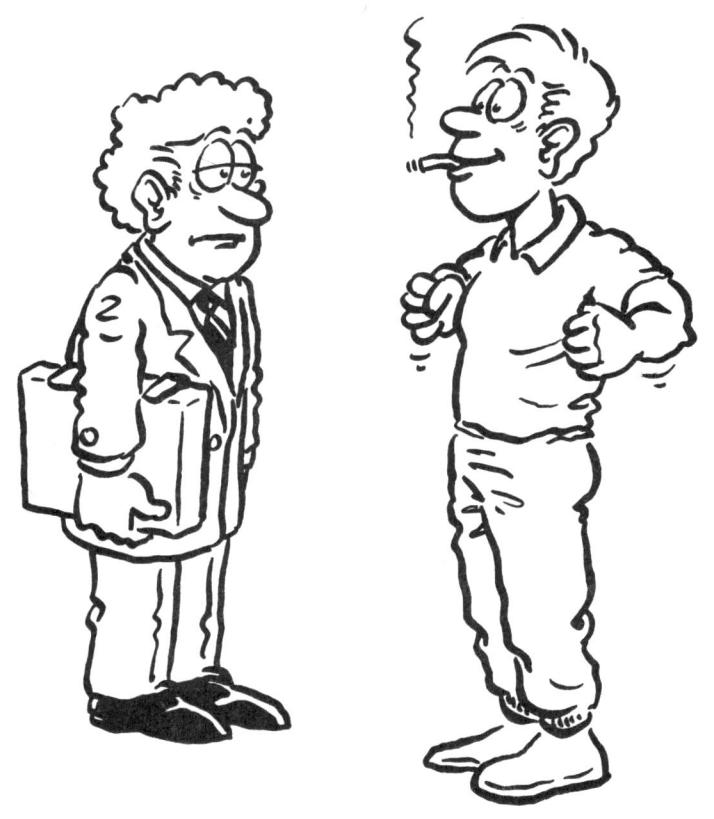

Beim Autofahren:
Das Stau- und Ampeltraining

Er gibt den Müden Kraft und Stärke.   Jesaja 40,29

Wer kennt nicht die Situation: Man ist mit dem Auto unterwegs, eilig, wie immer. Da unterbricht eine rote Ampel die Fahrt. Wenn man dann noch eine »rote Welle« erwischt, staut sich schnell Ärger auf.

Jetzt können zwei Fliegen mit einer Klappe erledigt werden! Zum einen können »Durchbewegungen«, wie Schulterrollen vorwärts und rückwärts, die Streßpotentiale augenblicklich reduzieren, völlig unproblematisch eingebaut werden, zum anderen kleine isometrische Anspannungsübungen.

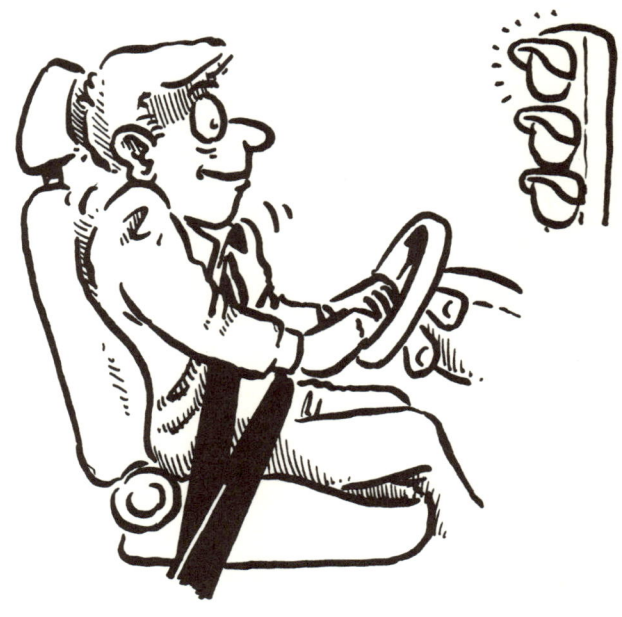

Und: Sie haben Zeit, viel Zeit. Endlich. Sie wissen genau: An dieser Ampel dauert es fünzig Sekunden, bis sie umschaltet. Das bedeutet fast eine Minute Trainingszeit. Nach Hollmann reichen fünf isometrische Übungen (anspannende Übungen gegen nicht ausweichenden Widerstand), die die großen Muskelgruppen umfassen, von je fünf Sekunden pro Tag aus, um den altersbedingten Muskelschwund zu verhindern! Das sind zusammengenommen fünfundzwanzig Sekunden, aber noch nicht mal eine halbe Minute Training, um die Kraft der Muskeln lebenslang zu erhalten! Wie macht man das praktisch?

Ich fasse das Lenkrad mit beiden Händen und versuche, es zusammenzudrücken. Das ist eine hochwirksame Brustmuskelstärkung. Fünf Sekunden lang. Dabei muß man aber Preßatmung vermeiden,

denn sonst erhöht sich der Blutdruck. Dann entspanne ich die Muskulatur, rolle kurzzeitig die Schultern vor und zurück. Danach versuche ich, das Lenkrad auseinanderzuziehen. Ebenfalls fünf Sekunden lang. Das stärkt die Schulter- und Oberarmmuskeln.

Manchmal wiederhole ich diese Übungen ein-, zweimal, meistens aber wechsele ich zu anderen, zum Beispiel zur An- und Entspannung der Sitzmuskulatur. Oder ich drücke die Ellenbogen in die Rückenlehne oder presse die Hände auf die Knie. Das ist, nebenbei gesagt, eine sehr gute Bauchmuskelübung.

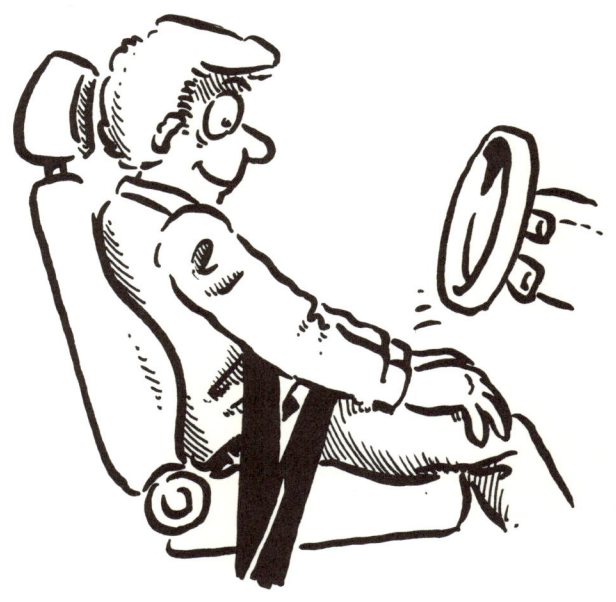

Bei langen Autofahrten spanne ich die Gesäßmuskulatur abwechselnd an, links, rechts, oder ich verschiebe die Oberschenkel wechselseitig vor und zurück. Oder ich versuche, auf einer imaginären Schallplatte sitzend, mit dem Gesäß eine Rotationsübung durchzuführen. Das lockert die Muskelstruktur um die unteren Lendenwirbel ungemein und entwickelt ein wohliges Wärmegefühl. Eine sehr angenehme Übung. Dann macht das Autofahren wieder Spaß.

Als Beifahrer habe ich es sogar noch besser. Ich nutze die langen Fahrten regelmäßig zu einem Training. Ich spanne die Gesäßmuskulatur im Wechsel manchmal stundenlang an. Dabei sind ja große Muskelgruppen angesprochen (von der Hüfte bis zum Knie). Der Stoffwechsel wird so stark angeregt, daß ich bei Ende der Fahrt das erfrischende Gefühl habe, wie von tausend Stecknadeln gepiekt zu werden. Ich beginne praktisch mit dem Anschnallen des Gurtes automatisch mit diesem Training.

Der Variationsreichtum kennt da keine Grenzen (siehe auch die entsprechende Taschenkarte). Für mich gilt immer: Keine Fahrt, ohne nicht wenigstens eine solche Übung gemacht zu haben.

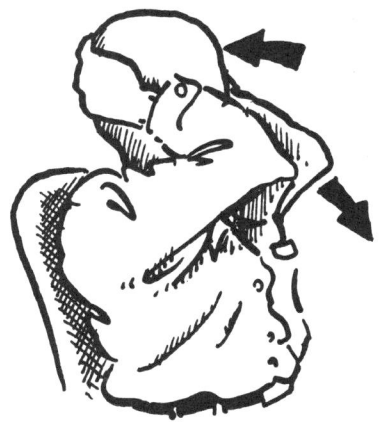

Durch die lange angewinkelt sitzende Haltung werden im Laufe der Zeit viele Sehnen- und Muskelstränge verkürzt. Bei Pausen auf dem Rastplatz erfolgen deshalb grundsätzlich ein, zwei Reck- und Streckübungen. Die durch das lange Sitzen chronisch verkürzten Muskeln ziehen später bei aufrechter Haltung am Becken und an der unteren Wirbelsäule. Rückenschmerzen sind die unausweichliche Folge.

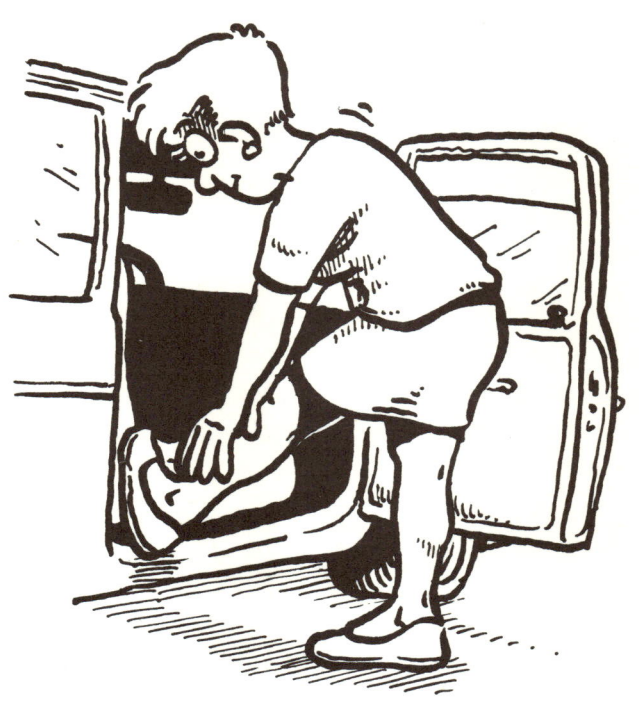

Ich setze also einen Fuß auf das nicht mehr vorhandene Trittbrett der Tür, strecke das Bein und beuge mich nach vorn, um mit den Fingern die Zehenspitzen zu erreichen. Nicht wippend oder ruckartig, sondern ausatmend, langsam, mit viel Gefühl. Diese Übung wiederhole ich zwei- bis dreimal und freue mich am Schluß, wie leicht es mir fällt, sogar am Ende über die Zehenspitzen hinauszukommen. Die Anpassung des Körpers an diese Dehnung ist faszinierend und erfrischend. Anfangs habe ich regelmäßig Schwierigkeiten, mich so weit nach vorn zu beugen, aber bei Wiederholungen geht es immer besser. Die Verspannung weicht, Elastizität stellt sich ein. Ich spüre eine entspannende Wärme im Kreuz.

Die Gegenübung sieht man oft bei Spitzensportlern. Das ist die Dehnung des Hüftbeugers. Ich stehe aufrecht, winkele ein Bein

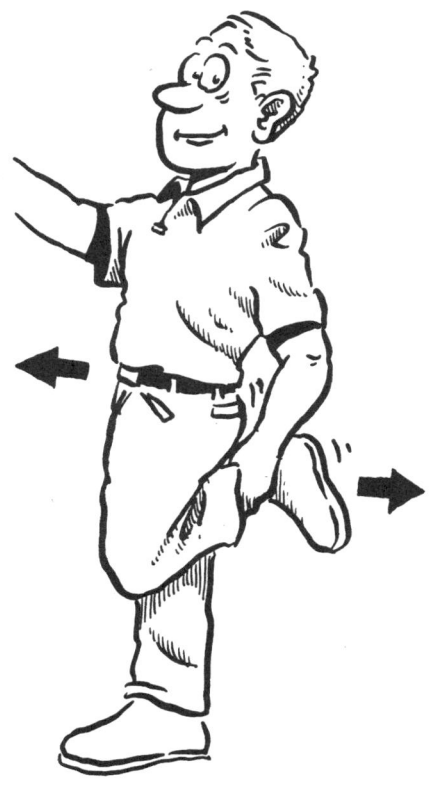

nach hinten an, fasse das Fußgelenk und drücke die Hüfte nach vorn (ich ziehe nicht den Fuß an das Gesäß, weil dadurch der Knie-Innendruck zu groß wird). Ich bleibe in dieser Dehnungshaltung wie ein gespannter Flitzebogen zehn bis fünfzehn Sekunden. Wenn ich dann loslasse, spüre ich förmlich, wie sich der Rücken entspannt, ja wie er sich dadurch richtig erwärmt. Ein untrügliches Zeichen, daß sich der Hüftbeuger wirklich dehnt.

Eine ähnliche Wirkung kann auch mit einer einfacheren Übung erzielt werden: Beine etwas auseinandergestellt, Hände auf das Gesäß, das Becken nach vorn drücken. Auch das ist eine schöne Dehnungsübung für den Hüftbeuger.

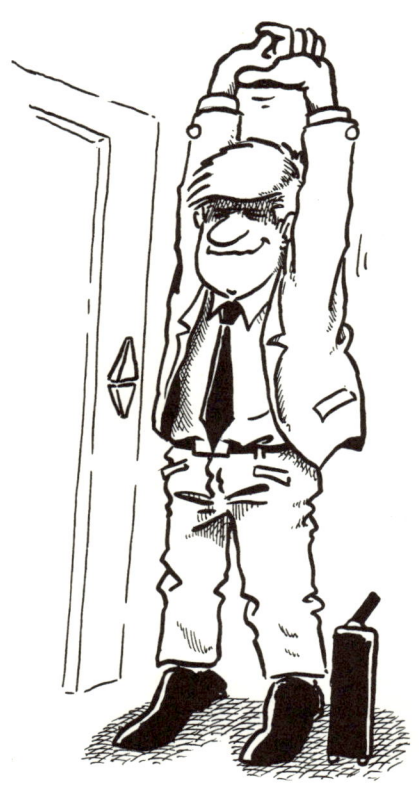

Wir haben ja keine Vorstellung, was durch solche vermeintlich kleinen und unscheinbaren Übungen im Körper ausgelöst wird! Wenn wir nur öfter daran dächten, wie genial der menschliche Organismus funktioniert, würden wir viel aufmerksamer auf seine Zeichen achten und entsprechend reagieren. Unser Körper ist ein kostbares Gut. Mehr darüber im nächsten Kapitel.

Die körperlichen Ressourcen

Ich danke dir, daß ich wunderbar gemacht bin. Psalm 139,14

Die eigenen Ressourcen werden durch das gerade entzifferte Genom, die Erbsubstanz des Menschen, bestimmt. Das sind etwa drei Milliarden genetischer »Buchstaben«, die etwas darüber aussagen, wie groß und stark, wie schön und intelligent, wie schnell oder besonders begabt dieser Mensch ist. Sie entscheiden auch, wie die insgesamt 300 Trillionen Moleküle (die sogar über sich selbst »nachdenken« können) den menschlichen Organismus funktionieren lassen.[29] Sie geben zum Beispiel vor, daß bei einem in Ruhe befindlichen Menschen in jeder Sekunde sieben Millionen neuer Blutkörperchen gebildet werden, die dann, im Verbund von fünf bis sieben Litern Blutplasma, im 2.500 km langen Arterien-, Venen- und Kapillarnetz zu den Arbeitszellen transportiert werden (das ist die Strecke von Paris nach Moskau).[30]

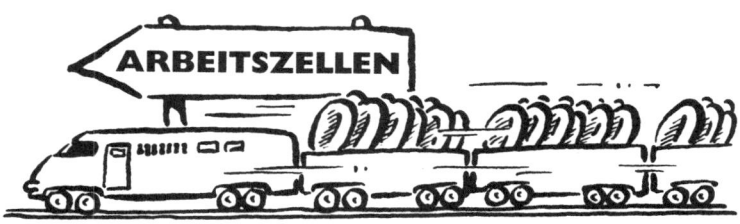

Bei einem Trainingslauf eines Untrainierten über vier Kilometer wird die Kapillarnetzstrecke um etwa 80 (!) Kilometer erweitert. Während in Ruhe nur insgesamt drei bis fünf Prozent aller Blutbahnen geöffnet sind, verstärkt sich die Durchblutungsleistung bei Bewegung, je nach Intensität, um das Fünfzig- oder Hundertfache.

[29] Wildor Hollmann, Medizin – Sport – Neuland, St. Augustin 1993
[30] Werner Gitt, Und die anderen Religionen?, Bielefeld 1991, S. 26

Die Gewinne durch Bewegung sind riesig. Wer sich dann aber auf diesem Gewinn eine Woche lang untätig ausruht, hat am Ende alles wieder verloren, weil der Körper diese Gewinne bei ausbleibender Wiederholung für entbehrlich hält.

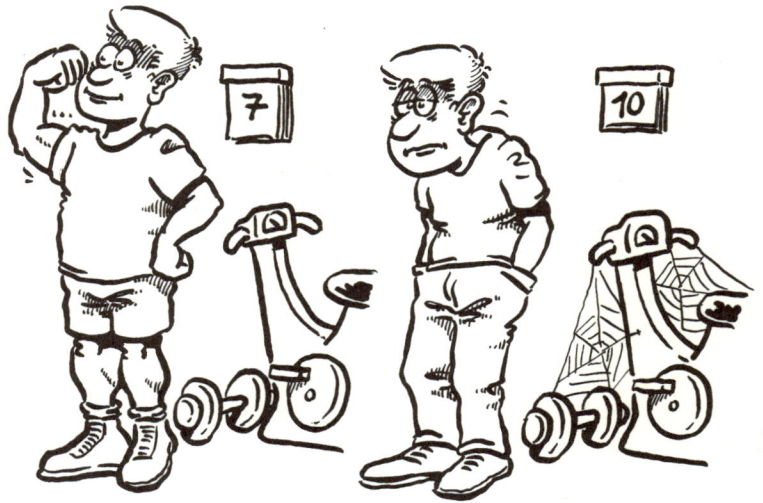

Um noch einmal auf die drei Milliarden genetischer »Buchstaben« der doppelten DNS-Schleife pro Zelle zurückzukommen, sie legen fest, welchen Cholesterinwert Sie haben, ob Sie korpulent oder schlank sein sollen. Sie bestimmen auch, welche Kapazität die insgesamt 638 Muskeln haben werden und wie der Sauerstoff über das tennisplatzgroße Alveolensystem der Lunge (wenn man es ausbreiten würde) auf die roten Blutkörperchen aufgeladen wird.

Die organischen Möglichkeiten sind also gewaltig, unterliegen aber sehr diffizilen Abhängigkeiten. Das Immunsystem zum Beispiel wird, anders als bislang angenommen, durch das zentrale Nervensystem (ZNS) gesteuert. Helmut Stickl bezeichnet das ZNS als das Supraorgan überhaupt und weist darauf hin, daß zentralnervöse Einflüsse (Trauer, Streß, Erfolg, Frust) das Immunsystem beeinflussen. Die Steigerung oder Verringerung der Allergie-Empfindlichkeit hängt unter anderem von diesen Einflüssen ab.[31]

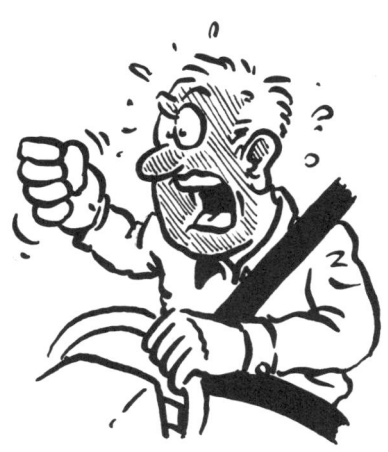

Es ist bekannt, daß bei den häufig unbeabsichtigt entstehenden riskanten Verkehrssituationen Blutdruckspitzen über dreihundert und Pulsschlagfrequenzen über zweihundert gemessen werden. Was das für eine Wirkung auf das feine Zusammenspiel der inneren Körperfunktionen hat, kann sich jeder leicht ausmalen.

Die andere Seite ist unser individuell begrenztes Potential an Lebensenergie. Der Leiter der Abteilung Stoffwechselphysiologie der Uni Frankfurt/M. Prof. Dr. Rudolf Prizinger sagt: »Das, was an Lebensenergie gedankenlos verpulvert wird, läßt sich nicht zurückgewinnen.«[31a] Unsere Ressourcen sind begrenzt. Leidvolles Beispiel ist der 1972 gefeierte Olympiasieger von München im 50-km-Gehen, Bernd Kannenberg. Er erklärte resigniert: »Heute geht nichts mehr – meine Hüften sind kaputt.« Deshalb sollten wir sehr sorgsam mit unseren Fähigkeiten umgehen. Denn über den Einsatz unserer Ressourcen entscheidet niemand anderes als wir selbst. Deshalb ist es nach einer Autofahrt, selbst wenn es sich nur um die tägliche Anfahrt zur Arbeitsstelle handelt, immer angeraten, zuerst einmal lockernde und »durchbewegende« (intermittierende) Übungen zu machen.

---

[31] Helmut Stickl, in: Sportmedizin 1/91, S. 29
[31a] Rudolf Prizinger, Manager Seminare Nr. 5/10/91, S. 29

Am Arbeitsplatz: Die Venenpumpe

Ihr sollt laufen und nicht matt werden.   Jesaja 40,31

Wenn ich mein Büro erreicht, meine Aktentasche abgestellt und meinen Mantel aufgehängt habe, weiß ich natürlich, was mich arbeitsmäßig erwartet. Eine leichte Spannung erfaßt mich und kann jetzt schon, durch die Anspannung von der Herfahrt verstärkt, zu einer Muskelverspannung führen. Besonders Hals-, Nacken- und Schultermuskeln sind davon betroffen. Verspannte Hals- und Nackenmuskeln können Auswirkungen auf die Hirndurchblutung und

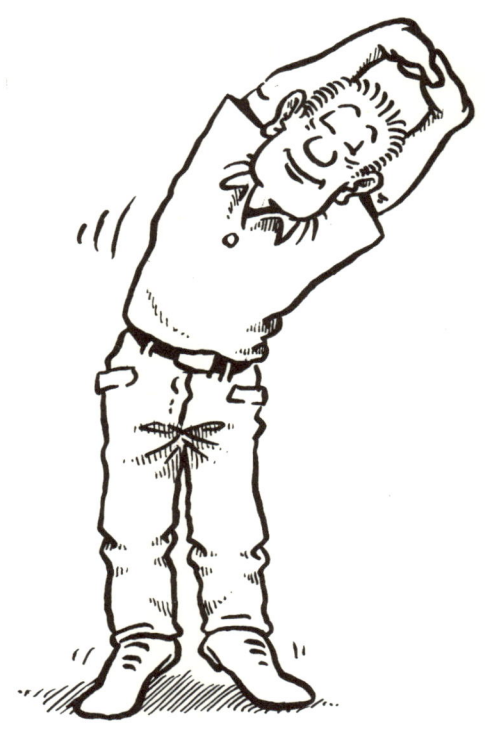

damit die gesamte Leistungsfähigkeit haben. Deshalb ist meine erste Tätigkeit im Büro eine Reck- und Streckübung.

Ich strecke die gefalteten und nach außen gedrehten Hände nach oben über den Kopf, recke und dehne mich, nach links und rechts biegend, und stoße dabei ein wohliges gedehntes »Ah« aus. Das ist eine fabelhafte Entspannungs- und Entmüdungsübung. Gerhard Schnack aus Hamburg, der sich als Arzt in besonderer Weise der Behandlung berufsbedingter Verspannungen von Musikern verschrieben hat, erklärt dazu: »Eine Minute gereckt und gestreckt erspart eine Stunde Schlaf.«

Diese Übung wiederhole ich jede Stunde einmal. Aber das ist natürlich nicht genug, um den Kreislauf in Bewegung zu halten. Dafür nutze ich den Umstand, daß ich viel telefonieren muß. Für mich

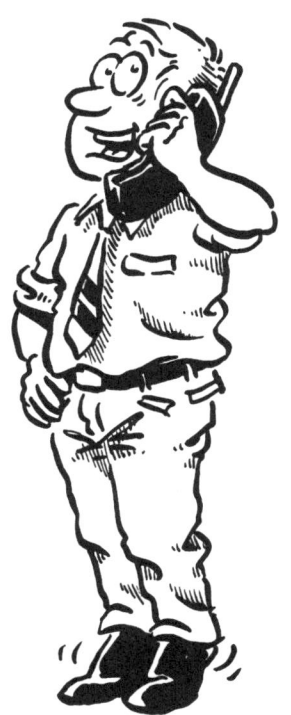

bedeutet telefonieren: Aufstehen! Ich telefoniere stehend. Auch wenn ich angerufen werde, stehe ich auf. Das Klingeln des Telefons hat für mich eine richtige Signalwirkung. Es ist wie ein Pawlowscher Reflex.[32]

Aber ich stehe nicht nur auf, sondern ich beginne fast automatisch von der Ferse auf die Zehenspitzen zu wippen. Das nennt man die Venenpumpe. Durch die rhythmische An- und Entspannung der Wadenmuskulatur wird das zum Teil daumendicke Venensystem intensiv massiert, so daß das rückfließende venöse Blut in seinem Abfluß beschleunigt wird. Das ist ein so starkes Kreislauftraining, daß schon eine Minute Venenpump-Training eine richtige Erfrischung darstellt.

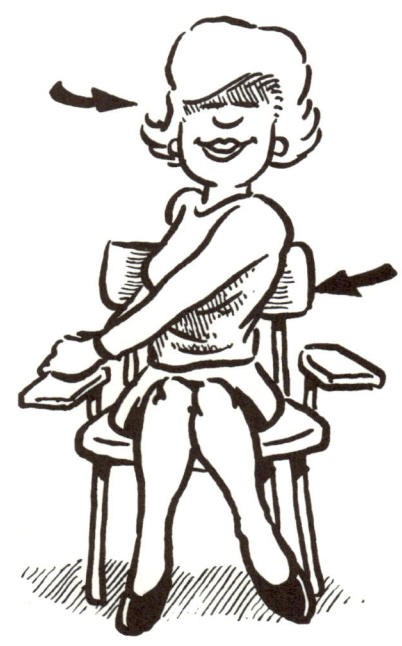

[32] Der russische Verhaltensforscher Pawlow fand heraus, daß seinen Hunden, die er, stets mit einem Klingelzeichen verbunden, fütterte, auch dann das Wasser im Maul zusammenlief, wenn er nur klingelte, aber kein Futter gab.

Da ich schnell in Verspannung gerate, ist es mir ein großes Bedürfnis, immer neue Dehnungsübungen für meinen Rücken zu erfinden. Die neueste sieht folgendermaßen aus: Ich sitze auf meinem Schreibtischstuhl und drehe meinen Oberkörper so weit nach links hinten, daß ich mit der linken Hand an die rechte Kante der Stuhllehne komme. Da halte ich mich fest, versuche mein Gesicht nach vorn zu wenden und spüre eine starke Dehnung im Hals-Nackenbereich und der Brustmuskulatur. In dieser Haltung verbleibe ich fünf bis zehn Sekunden. Anschließend fühle ich mich erfrischt und gelockert.

Auch das Schulterrollen gehört zu unseren stets wiederholten Übungen. Schultern vorwärts, hauptsächlich aber rückwärts kreisen oder wechselseitig anheben und absenken.

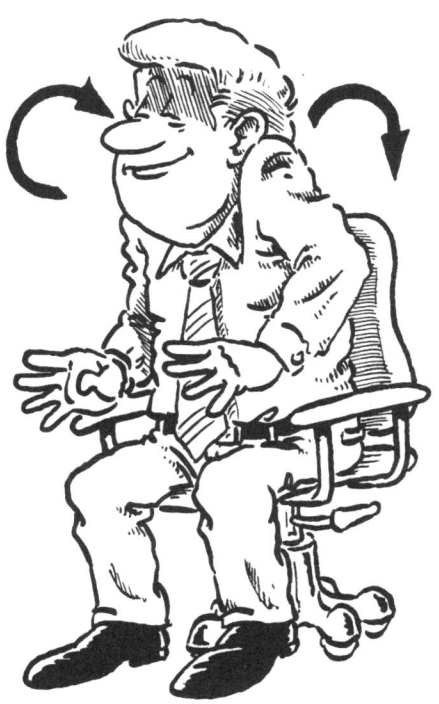

Eine ganz wichtige Übung ist das Sich-immer-wieder-neu-Hinsetzen, das heißt sich auf dem Stuhl so hinsetzen, daß man gerade und aufrecht sitzt. Wenn man bedenkt, daß schon eine einzige Sekunde Muskelarbeit ein millionenfaches Ein- und Auspumpen von Kalziumionen und anderen Substraten in den Zellstrukturen zur Folge hat, dann ist auch die allerkleinste Übung, wie das aufrechte Hinsetzen, schon lohnend.

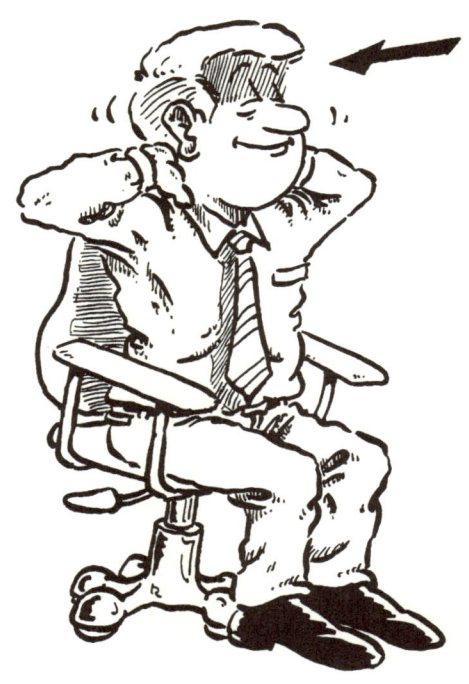

Kleiner Aufwand – große Wirkung

Wenig ist besser als gar nichts. Sprichwort

Am Max-Planck-Institut für Hirnforschung in Jülich wurde 1990 durch Dr. Meirleir ermittelt, daß ein leichtes körperliches Training von nur 1 Minute die Gehirndurchblutung zwischen 14,5 und 24,5 % für die Dauer von 20 Minuten verbessert.

Wildor Hollmann übersetzt das so, daß ein normaler Spaziergang die Gehirndurchblutung um 15 Prozent verbessert. Ein auf ein Drittel der maximalen Leistungsfähigkeit gesteigertes Tempo

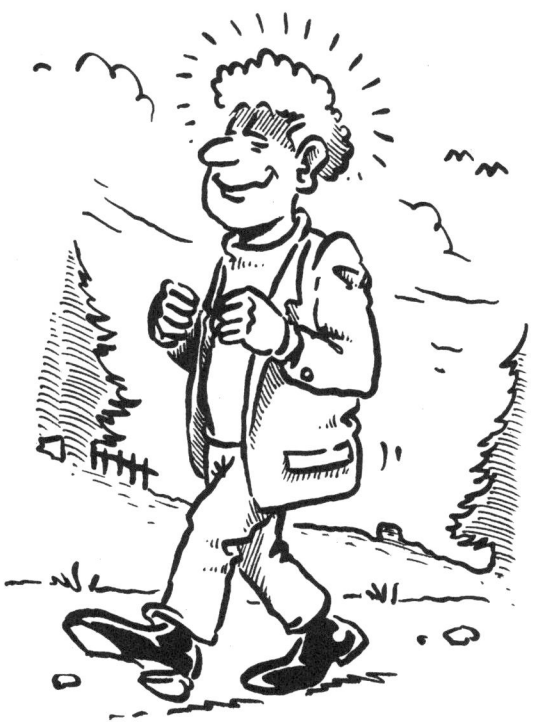

durchblutet die grauen Gehirnzellen bereits um 50 Prozent stärker und verbessert damit die Konzentrationsfähigkeit entsprechend.[33]

Klaus Bös stellt in einem Gutachten fest: »Es ist geradezu erstaunlich, wie komplex und vielfältig belebend sich zum Beispiel das einfache Aufstehen auf den gesamten menschlichen Körper auswirkt. Nicht nur in direkter körperlicher, sondern auch in physiologischer Hinsicht. Das Herz-Kreislauf-System und die Durchblutung des Gehirns werden gesteigert, auch vegetative sympathikotonische Veränderungen[34] bewirken erhöhte Aufmerksamkeits- und Konzentrationsleistungen.«[35] Mit Recht kann also die These aufgestellt werden, daß hier mit geringstem Aufwand eine große Wirkung erzielt werden kann.

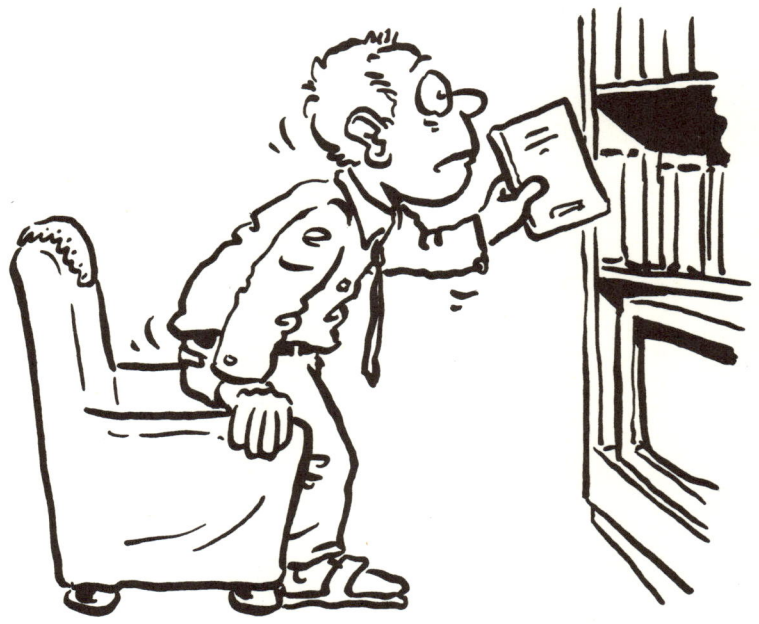

---

[33] Wildor Hollmann, Lebenserinnerungen, S. 179
[34] betrifft das handlungsaktive Nervensystem
[35] Klaus Bös, in: Gesundheitssport und Sporttherapie 2/93

Grund genug, um sich, wie auch immer, in Bewegung zu bringen. Es gibt nämlich trotz unserer permanenten Zeitenge doch genügend Zeitlücken dafür, nämlich Wartezeiten an der Ampel, an der Kasse, im Wartezimmer, vor dem Fahrstuhl, am Geldautomaten, beim Tanken usw.[36]

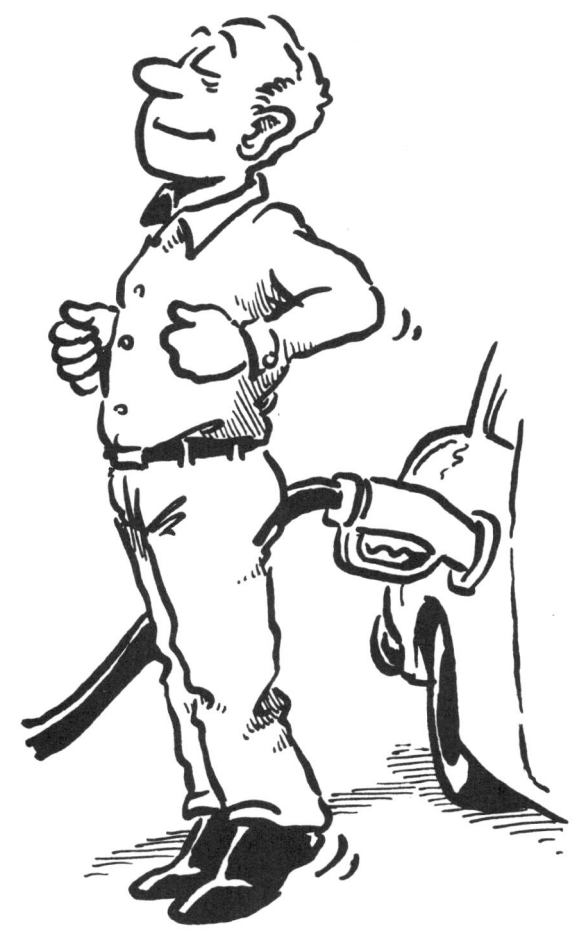

[36] Gert von Kunhardt, Keine Zeit und trotzdem fit, Moers 1993, S. 89 ff

Dabei hat sich gezeigt, daß kleine statische (isometrische) und dynamische Übungen in den sogenannten Zwangspausen des Tages die größten Gewinne erzielen.[37] Daß solche Übungen nebenbei auch überaus angenehm sein können, beschreibt das Kapitel »Minutenurlaub«.

---

[37] ebenda, S. 92

Gegen die Verspannung: Der Minutenurlaub

*Wenn ein Mensch viele Jahre lebt,
so sei er fröhlich an ihnen allen.* Prediger 11,8

Über Phänomene der Anspannung ist schon viel gesagt worden. In 80 % des Hals-Wirbel-Säulen- und Rückenbeschwerden liegen psychisch bedingte Verspannungen vor. Bei Menschen, denen der Wechsel von Anspannung und Entspannung nicht gelingt, verkrampfen die Muskeln. So wird der Rücken die teuerste Schwachstelle im Gesundheitswesen.[37a] Muskelarbeit ist nach der Streßregel der beste Weg, wohltuende Entspannung zu erreichen. Es gibt jedoch auch noch andere Möglichkeiten, zum Beispiel den Minutenurlaub. Was ist das?

Wenn mir im Institut der Arbeitsumfang zu groß wird und meine Gedanken zu kreisen anfangen, mir nichts mehr richtig gelingt oder zu viel Zeit in Anspruch nimmt, dann »steige« ich für eine Minute »aus«. Ich mache Entspannungsübungen besonderer Art. Ich schaue einfach aus dem Fenster. Ich finde immer etwas, das mir Freude macht und meine Gedanken ablenkt. Da ist zum Beispiel die Freude an den Eichhörnchen, die wie in einer Zirkusnummer von rechts nach links oder umgekehrt vorbeiturnen. Sie riskieren gewagte Sprünge und lassen mich jedesmal neu staunen, wie spiele-

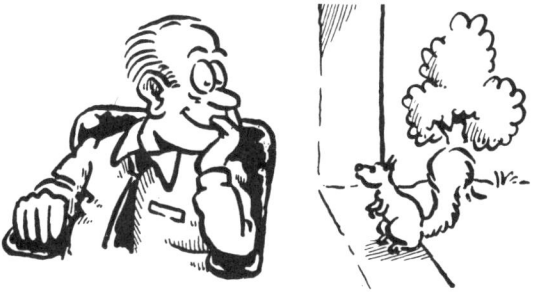

[37a] Carl-Heinz Ullrich, Heiligenhaus, in: Prisma 22/2000, S. 12–13

risch sie ihren Weg finden. Aber auch der blaue Himmel, die Haufenwolken oder fallende Blätter geben mir Gelegenheit, meine Gedanken für eine kurze Zeit frei zu machen und eine Minute später wieder voll konzentriert zu sein.

Ein anderer erholsamer Minutenurlaub ist, sich ein Tonband mit einer Entspannungsmelodie anzuhören und sich dieser Musik ganz hinzugeben. Dazu sind für mich Tonsätze im Tempo Andante oder Largo gut geeignet.

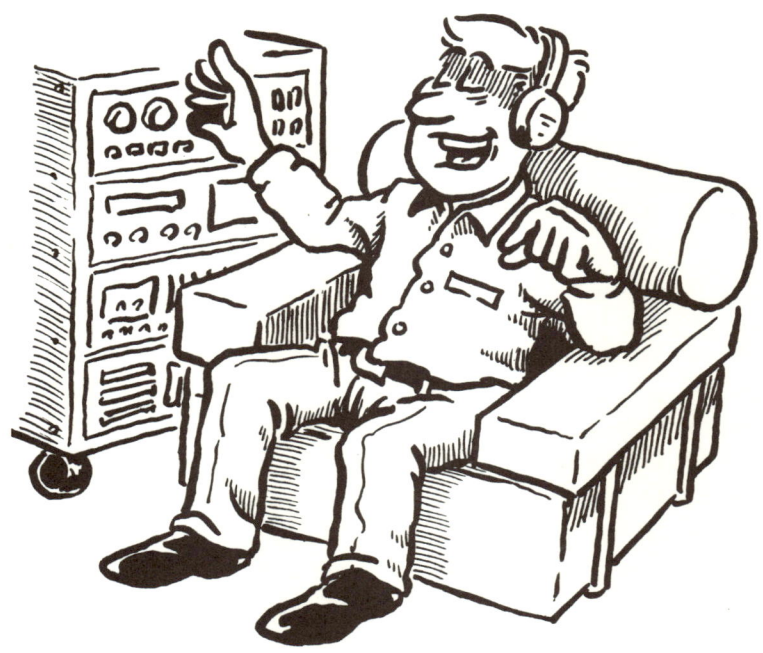

Oft genügen schon die ersten Takte einer mir bekannten Musik, um einen Entspannungsreflex auszulösen. Bestimmte Musikstücke, das »Adagio« von Albinoni oder Musik von Johann Melchior Molter, das »Ave verum« von Mozart oder die Musik aus dem Film »Jenseits von Afrika«, habe ich so oft und so gern gehört, daß sich sofort ein Wohlbefinden einstellt, wenn ich nur die ersten Takte höre.

Danach fällt mir die Arbeit leicht und macht auch wieder Freude.

Den Minutenurlaub verstehe ich als eine kleine Zeit der persönlichen Wohltat. Es muß also nicht nur die Musik sein. Alles, was mir wohltut, ist geeignet. Manchmal lege ich mir für eine kurze Zeit ein Erfrischungstuch, das mit Minzöl getränkt ist, auf das Gesicht und erfrische mich an dem Duft.[38] Ich sauge ihn tief ein und habe das Gefühl, daß er mir bis ins Gehirn vordringt.

Interessant ist, wie sich dabei die Zeit dehnt. Oft entsteht bei mir der Eindruck, fünf Minuten lang pausiert zu haben. Hinterher zeigt ein Blick auf die Uhr, daß es nur eine Minute war. Es kommt eben darauf an, nur eine Sache, aber die ganz hingebungsvoll zu tun. Dann dehnt sich die Zeit. Das vermittelt Körper, Geist und Seele das Gefühl von Ruhe und Entspannung.

In unseren Seminaren und Kuren üben wir darüber hinaus die unterschiedlichsten Relax-Möglichkeiten. Zum Beispiel: »Essen

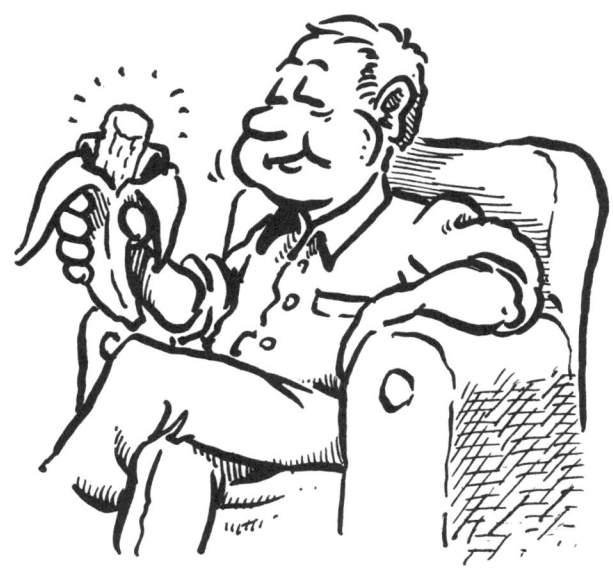

---

[38] Erhältlich bei Leben ist Bewegung, Frankfurter Str. 243, 51147 Köln, Tel. 02203-182782

Sie eine Banane mal richtig mit Bewußtsein und achten Sie konzentriert auf den Geschmack.« Oder: »Betrachten Sie jetzt Ihren Daumennagel eine Minute lang ganz genau.« Dabei hören wir immer wieder die erstaunlichsten Wahrnehmungen. Wie ausdrucksstark ist doch so ein Daumennagel, den man immer bei sich hat, aber niemals genau betrachtet.

Sehr einfach, dafür aber überraschend entspannend ist die Selbstmassage. Hier ein paar Vorschläge:

1. Mit der linken Hand über die rechte Schulter greifen und die Schultermuskulatur langsam und intensiv durchwalken. Dasselbe mit der rechten Hand über der linken Schulter durchführen.
2. Die Halsmuskelansätze am Hinterkopf mit den Fingern kreisförmig bearbeiten.
3. Eine durchblutungsfördernde, sehr belebende Möglichkeit für den Kopf ist es, die Zunge im Mund wie eine Acht (8) kreisen zu lassen, erst links-, dann rechtsherum.
4. Gegen müde Augen hilft folgende Übung: Nach oben sehen, nach unten sehen, nach links und nach rechts sehen. Anschließend von vorne beginnen und mehrmals wiederholen.
5. Eine entspannende Erfrischung ist es auch, mit Daumen und Zeigefinger die Nasenwurzel (also da, wo die Brille aufliegt) zu massieren.

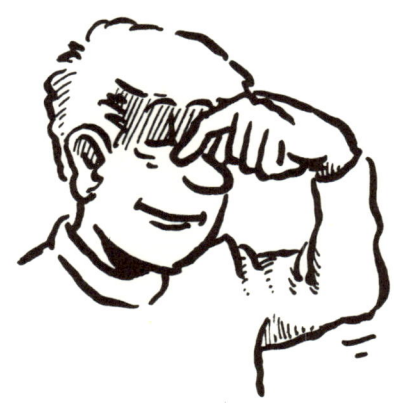

Eine verblüffende Wirkung hat ein kleines Handmassagegerät.[39] Es wirkt sehr angenehm, wenn man die vier Holzkugeln über die Schulter- und Rückenmuskeln laufen läßt. Man kann den ganzen Körper damit selbst massieren. Es ist angenehmer, das Gerät über die Kleidung rutschen zu lassen, als es auf der nackten Haut zu versuchen.

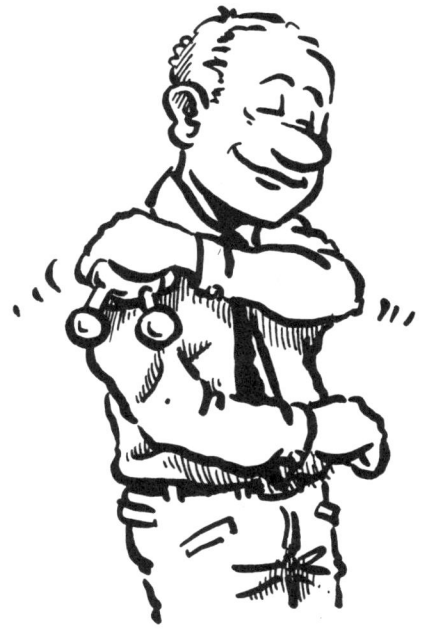

Entspannung tut not. Der Minutenurlaub ist eine gute und praktikable Hilfe dazu. Außerdem ist es immer gut, einmal innezuhalten und sich selbst zu besinnen. Bernhard von Clairveaux sagt das so:

»Du sollst dich nie und nimmer
nur den äußeren Dingen des Lebens zuwenden,
sondern stets und immer auch ein Quentchen deiner Zeit
zur Selbstbesinnung zurückbehalten.«

---

[39] ebenso

Das ist schon deswegen so wichtig, weil wir als leistungsorientierte Menschen ständig versucht sind, die Zeit auszukaufen, nicht aufzugeben, durchzuhalten, und uns im Grunde nur ausbeuten, anstatt uns Tag für Tag neu zu entspannen, zu erfreuen und aufzuerbauen. Wenn wir den Bedürfnissen unseres Körpers so wenig Aufmerksamkeit schenken, müssen wir uns den Vorwurf gefallen lassen, mit uns selbst gnadenlos umzugehen.[40]

---

[40] Gertrud Höhler, Spielregeln für Sieger, S. 69

Unbemerkte Veränderung mit fatalen Folgen

Er führte mich hinaus ins Weite, denn er hatte Lust zu mir.
2. Samuel 22,20

Keiner bestreitet mehr, daß der Bewegungsmangel Gesundheitsfeind Nr 1. ist. Die Tatsache allerdings, daß wir trotz Arbeitszeitverkürzungen immer noch Zeitmangel als ersten Grund für unsere fatale Inaktivität anführen, kann nicht einfach mit Faulheit oder Bequemlichkeit abgetan werden. Unser ganzes Denken und unsere Körperhaltung sind darauf ausgerichtet, Dinge schnell zu erledigen und Zeit zu sparen. Für »überflüssige« Bewegungen wird da kein Platz eingeräumt. Odo Marquard spricht von dem Phänomen der »wachsamen Faulheit«, das heißt in angespannter Aufmerksamkeit zu verharren, ohne die notwendige muskuläre Entspannung zu suchen und zu nutzen. Immer auf dem Sprung – ohne zu springen.

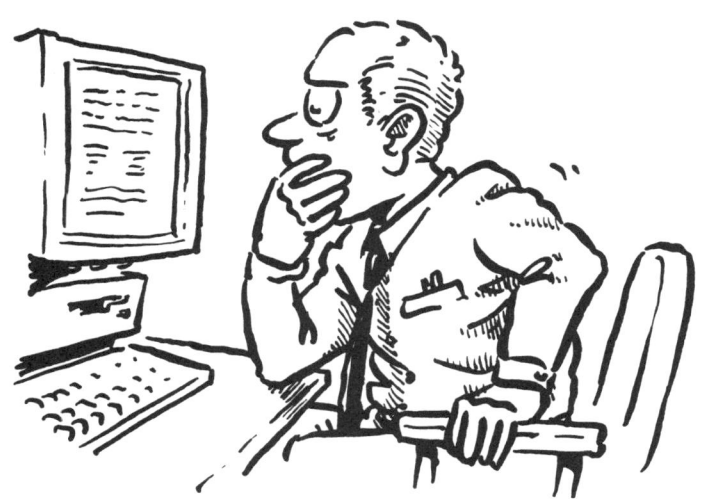

Wir sind durch die Industrialisierung unbemerkt innerhalb kürzester Zeit vom Muskel- ins Nervenzeitalter gerutscht. So werden wir im Berufsleben heute einerseits durch den Fortschritt der Technik körperlich unterfordert, geistig aber zu erhöhter Anspannung gezwungen. Der Bewegungsmangel unterdrückt dabei ständig unsere archaischen Angriffs- und Fluchtimpulse. Muskelverspannungen, die oft Kopfschmerzen auslösen, sind die logische Begleiterscheinung.

Dazu lassen wir uns durch die Medien von Informationen regelrecht zuschütten. Wenn man bedenkt, daß wir auf diese Weise heute in einer Woche so vielen Menschenschicksalen begegnen wie zu Martin Luthers Zeiten in einem ganzen Jahr, dann wird verständlich, daß wir kaum zu einer vernünftigen Verarbeitung all jener Informationen kommen. Außerdem droht unsere Zeit den Überblick über die letzten Fragen des menschlichen Lebens zu verlieren. Wer aber nicht weiß, woher er kommt und wohin er geht, ist unfähig, das Wesentliche vom Unwesentlichen zu unterscheiden. Neil Postman beschreibt das in seinem Buch »Wir amüsieren uns zu Tode«. Darin bestätigt er im Grunde, daß wir alle überfordert und angespannt sein müssen, weil uns die Welt nicht gleichgültig ist, aber dem Riesenangebot an Information doch hilflos gegenüberstehen.

Dazu hat der Hirnforscher Prof. Dr. Nils Bierbaumer eine interessante Erkenntnis gewonnen: »Das menschliche Gehirn ist dann zu den größten Leistungen befähigt, wenn man es in Ruhe läßt, möglichst abgeschirmt von dem endlosen Reizstrom ständiger Informationen.« Er stellt fest: »Unser gegenwärtiger Zustand scheint im Gegenteil vom Aufdringen völlig überflüssiger Informationen gekennzeichnet zu sein.«[41] Aufgabe ist es also, Abstand zu gewinnen, um auswählen zu können und sich nicht von überflüssiger Information unnötig binden und beschäftigen zu lassen.

Mit der Strategie des Minutentrainings in Form von »Minutenurlauben« ist nicht nur ein geistiges Abstand-Gewinnen, sondern

---

[41] Nils Bierbaumer anläßlich der Verleihung des Gottfried-Wilhelm-Leibniz-Preises am 17.1.1995 im Wissenschaftszentrum Bonn

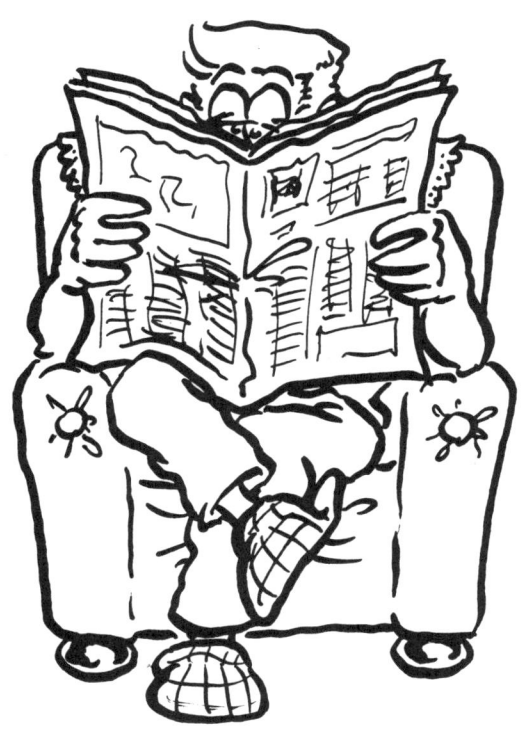

gleichzeitig eine muskuläre Entkrampfung, Entspannung und Lokkerung möglich. Parallel lösen sich oft auch Gedankenengpässe. Eine wirklich gute Hilfe ist es übrigens, Psalmen zu lesen. Ich nutze die Gelegenheit oft, dieser rhythmischen Sprache und den weisen Worten zu folgen, und erfahre auf diesem Wege immer wieder, wie ich neu aufgebaut und erfrischt werde.

Sich unter dem Gesichtspunkt der Zeitminimierung gleichzeitig zu entspannen und Kondition zu bekommen ist ein heute weitverbreiteter Wunsch. Das Trampolin-Schwingen bietet hier zum Beispiel eine interessante Möglichkeit. Es erfüllt sogar den Traum, einen 3000-m-Lauf in nur fünf Minuten absolvieren zu können. Wie das möglich ist, beschreibt das nächste Kapitel.

Das kommt uns sehr entgegen

Aus der Not eine Tugend machen.   Kirchenvater Hieronymus

Unter vielen Geräten, die im Spitzen- und im Breitensport ausprobiert, angewandt und auch empfohlen worden sind, ist in letzter Zeit ein Gerät aufgefallen, welches in vielerlei Hinsicht optimale Bedingungen bietet: das hochelastische Minitrampolin.[42]

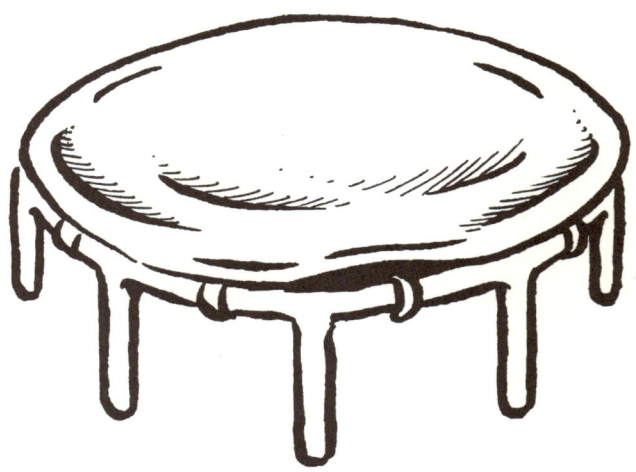

Damit sind nicht jene mit Spiralfedern versehenen und schon in Massen unters Volk gebrachte Billig-Trampolins gemeint. Es geht um bauähnliche, jedoch mit Elastikbändern bespannte Minitramps. Sie unterscheiden sich durch eine deutlich verbesserte Schwingungsamplitude, so daß Übungen möglich sind, die bisher Menschen mit Rücken- oder Gelenkproblemen verwehrt bleiben mußten.

Auf den hochelastischen Trampolinen wird das Gewicht weich

---

[42] Trampolin »Medi-swing«, erhältlich bei »Vitamobil«, Jahnhöhe 3, 23701 Eutin, Tel. 04521-701070

abgefedert und auch nur sanft beschleunigt. Das erlaubt Geh-, Lauf- und Schwungübungen, sowie tänzerische, spielerische Bewegungsvarianten, die aus orthopädischer Sicht bisher für Patienten mit Bandscheiben- oder Arthrosebeschwerden problematisch waren.

Im Gegensatz zur Druckbelastung beim Laufen oder Gehen, wo die Kraftkurve zwei Spitzen (bei jedem Schritt eine) aufweist, entsteht beim Schwingen auf dem Trampolin aufgrund der elastischen Eigenschaften der Matte nur *ein* Maximum[43], welches dazu in der Druckbelastung auf Knorpel und Gelenke geringer ist als die jeweils zwei beim Laufen oder Gehen. Daß der Druck in den Hüft-, Knie- und Fußgelenken beim normalen Gehen ansteigt, ist bekannt; weniger, wie hoch er ist: Er verdreifacht sich und nimmt noch einmal um 30 % zu, wenn man, statt über die Ferse abzurollen, nur auf den Ballen läuft.[44] Steht man auf einem Bein, wird die Hüfte um das Dreieinhalbfache mehr belastet. Steigt man Treppen, erhöht sich der Druck aufgrund der Hebelwirkung sogar um das Vier- bis Fünffache!

Weil zum Beispiel Arthrotiker (Menschen mit Knorpelverletzungen) während und nach dem Training auf weichen Trampolinen weniger Schmerzen empfinden, hat dieses Training besondere Bedeutung für die physiotherapeutische Arbeit. Es eröffnet völlig neue Heilungschancen.

Das weiche Minitrampolin hat zudem Eigenschaften, die es leicht machen, aus der Bewegungsmangelsituation mit geringem Aufwand herauszukommen. Es
- hat einen hohen Aufforderungscharakter,
- ist angenehm zu benutzen,
- ist hochwirksam im Ergebnis,
- ist klein,
- ist preiswert und
- spart Zeit.

---

[43] Birgit Henrichs, Deutsche Sporthochschule Köln 91, DA 4840, S. 43
[44] Christopher Schrader, in: GEO-Wissen 1/94, S. 60

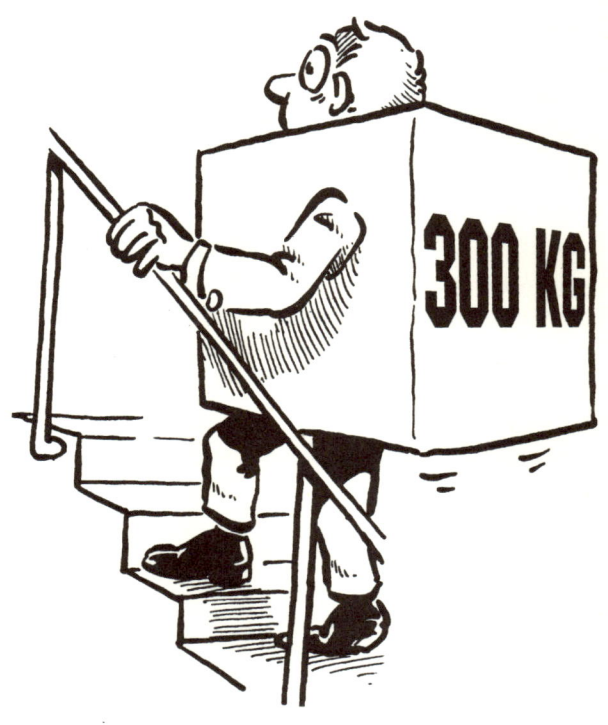

Der Wirkungsgrad ist außergewöhnlich hoch. Da verschiedene Gravitationskräfte gleichzeitig wirken, werden Muskeln im ganzen Körper beansprucht, ohne daß der Trainierende selbst bewußt die Muskeln bewegt. In keiner anderen Sportart werden auch die Muskeln aktiviert, die normalerweise mehr passiv bleiben. Das hat weitreichende Folgen. Es bedeutet, daß bei einem Minimum an Energieaufwand ein Maximum an Sauerstoffaufnahme möglich wird.

Das bedeutet konkret, daß ein Fünfminuten-Training auf dem weichen Trampolin einer Sauerstoffaufnahme entspricht, die sonst nach einem 3000-m-Lauf gemessen wird. Können Sie sich vorstellen, jeden Morgen die Zeit für einen 3000-m-Lauf zu investieren? Schwerlich? Aber fünf Minuten auf dem Trampolin im Schlafanzug, das ist machbar.

Wir meinen allerdings: Ein Morgenlauf ist immer noch die bessere Form, Kondition zu bekommen, weil neben den muskulären eben noch taktile, optische, akustische, Riech- und Geschmacksreize möglich sind und das Erleben ganzheitlicher ist. Das kann das Trampolin nicht bieten. Aber wenn es nicht anders gelingt, sich dauerhaft Kondition zu verschaffen, weil die geringe zur Verfügung stehende Zeit ein längeres Ausdauertraining nicht zuläßt, der sollte es vielleicht doch mit dem Trampolin versuchen. Der Direktor des Instituts für internationale Gesundheitssysteme in Santa Monica/Kalifornien, Harvey Diamond, erklärt: »Das Trampolinspringen ist wahrscheinlich das beste heutzutage verfügbare Aerobic-Training.«[45]

---

[45] Harvey Diamond/Marilyn Diamond, Fit für's Leben. Fit for life II, Ritterhude 1989, S. 223

Zeitoptimiert: Das Trampolinschwingen

Aufs Tun kommt's an und nicht aufs Reden.   Sprichwort

Immer, wenn ich (M.v.K.) in akuter Zeitnot bin, nutze ich das Trampolin. So wie ich bin, ob im Nachthemd oder in Straßenkleidung, steige ich ohne weitere Vorbereitungen aufs Trampolin und beginne auf- und abzuwippen. Ich springe nicht, ich schwinge. Dabei lasse ich die Schultern betont locker. Den Kopf halte ich gerade.

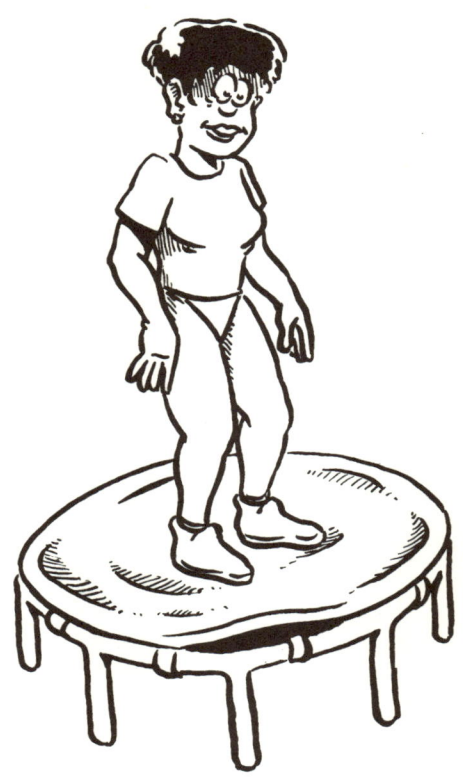

Das mache ich einige Minuten so. Oft variiere ich, indem ich Wedelschwünge einlege oder Hampelmann-Übungen. Den größten Teil der Zeit widme ich ganz normalem Laufen, schwingendem Laufen mit betontem Armeinsatz.

Am schönsten ist dieses Schwingen natürlich mit Musik. Allerdings eignet sich nicht jeder Rhythmus, weil das Schwingen das Tempo verzögert. Aber Musik stimuliert ja ohnehin. Sie animiert, und man kann an ihr auch den zeitlichen Aufwand ablesen. So hat ein durchschnittlicher Schlager die Dauer von drei bis vier Minuten. Sehr angenehm sind übrigens Entspannungsübungen bei entsprechend langsamer Musik. Man schwingt dann nur von einem Fuß auf den anderen und wiegt sich gewissermaßen in der Musik.

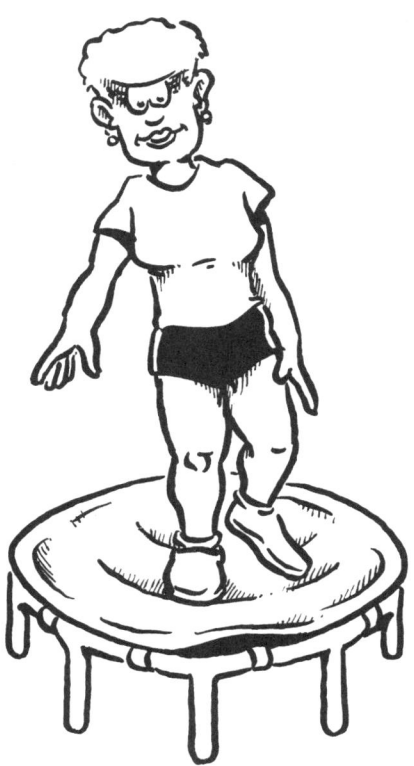

Der zeitliche Aufwand richtet sich nach meinen Erwartungen. Eine Minute nutze ich, um mich zu entspannen. Drei Minuten brauche ich, um erfrischt zu sein. Fünf Minuten, um die Wirkung eines 3000-m-Laufs zu erzielen. Und zehn oder fünfzehn Minuten, um für meine Kondition zu trainieren. Jedesmal bin ich in gehobener Stimmung und habe Lust, die nächsten Aufgaben anzupacken.

Es ist wirklich ein optimales Training, wenn man einmal davon absieht, daß es eigentlich ohne besondere Erlebnisse abläuft und meistens im Zimmer stattfindet. Um diesen Mangel auszugleichen, haben wir zu Hause zwei Trampoline, eins im Schlafzimmer, eins auf der Terrasse. Selbstverständlich haben wir auch Trampoline im Institut. Wir nutzen sie zwischendurch, so oft es geht, mal eben für eine Minute.

Noch etwas: Kein anderes Sportgerät hilft so schnell zu Freude und Entspannung. Die so oft geäußerten Ausschließungsgründe, wie Rückenprobleme, Arthrosen, Allergien oder Zeitknappheit, zählen hier nicht. Daß es not tut, auch solche demotivierende Faktoren zu beachten, zeigen die nächsten Überlegungen.

Gesundheit – was ist das?

Auf in den Kampf, Torero! Henri Meilhac (»Carmen«)

Noch haben viele Bundesbürger nicht begriffen, wie wichtig es ist, daß auch sie tätig werden. Eine Studie der Ruhr-Universität Bochum kommt zu dem Ergebnis, daß knapp 37 % der Befragten schlicht desinteressiert sind. Ihre Grundorientierung entspricht der Haltung: »Gesundheit – was ist das?«

Gut ein Fünftel (18,1 %) ist zwar leicht für Sport und Bewegung zu begeistern, ist dabei aber modeabhängig und hält nicht durch – nach dem Motto: »Heute Aerobic, morgen Callanetics.«

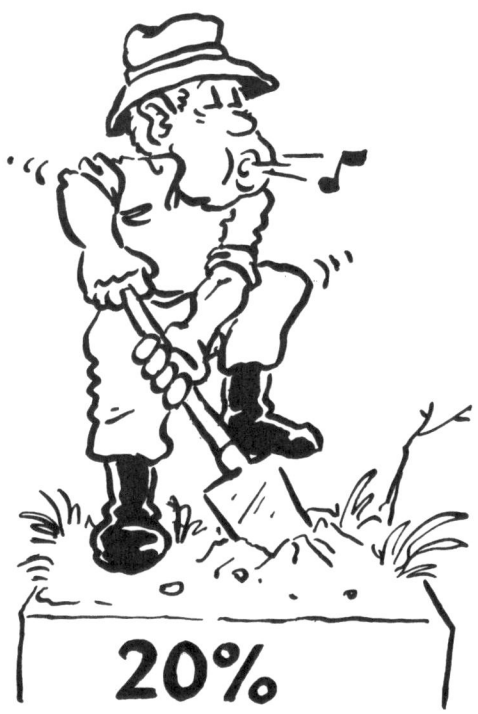

Etwa ein Viertel (25,1 %) möchte den Lebensalltag gerne gesundheitsorientierter gestalten, setzt aber seine Absicht nicht um. Nur 20,1 % der Befragten zeigen ein ausbalanciertes Gesundheitsbewußtsein mit ausgeprägter Kompetenz und gleichmäßigem Gesundheitsverhalten. Diese Menschen wissen, was sie brauchen, und leben danach.[46]

Interessanterweise hat in der Ernährung schon eine tiefgreifende Veränderung stattgefunden. Stichworte sind: Müsli, Getreidemühlen, vegetarisch, Reformhaus-Kost, Light-Produkte, biologisch-dynamisch usw. Hier ist eine teilweise schon als religiös zu bezeichnende Veränderung in der Einstellung zur Ernährung zu beobachten.

Da wird ein Aufwand betrieben, den das Ergebnis nicht rechtfertigt. Was nützt eine noch so gute Ernährung, wenn der zum gesunden Leben notwendige Stoffwechselvorgang, der erst durch Bewe-

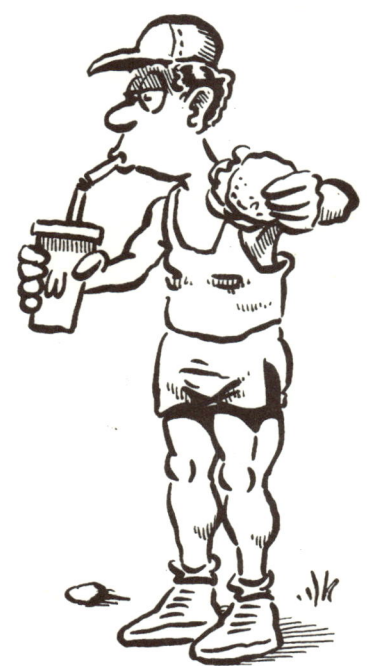

[46] VDI-Nachrichten v. 17.9.1993

gung angekurbelt wird, ausbleibt?! Es scheint im Gegenteil gesünder zu sein, sich schlecht zu ernähren und sich dafür viel und regelmäßig zu bewegen, als sich ohne Bewegung gut zu ernähren.

Dennoch bleibt das Problem, ein Bewegungstraining – wenn man sich dazu entschlossen hat – in geeigneter Weise in die Tat umzusetzen. Der Weg in die Fitnesscenter ist solange fragwürdig, wie es dort an geeignetem Personal zur richtigen Anleitung fehlt.[47] Der Weg in den allgemeinen Freizeitsport ist gleichfalls problematisch, weil die deutschen Jogger in der Regel viel zu schnell laufen. Sie bewegen sich oberhalb der Schwelle im mit Milchsäure übersättigten Bereich, bei dem der Sauerstoffanteil bei der Energiegewinnung sehr gering ist (aerob/anaerobe Schwelle).[48]

Die sich lawinenartig entwickelnde Marathon- und Triathlon-Bewegung ist gänzlich kontraproduktiv, weil Gesundheitsschädigungen die Gesundheitsgewinne fragwürdig machen: Bei 85 % aller Ultramarathonläufer treten sogenannte gastroindestinale Blutverluste (Magen- und Darmbluten) auf.[49] Und 1 bis 2 % der Marathonläufer erleiden den Herztod. Es ist geradezu ein Witz, dem (langen) Laufen Gesundheitsaspekte abgewinnen zu wollen.[50]

Schließlich ergänzt H.H. Dickhut von der Abteilung Sportmedizin in Tübingen: »Eine bedenkliche Entwicklung im heutigen Breitensport ist die Tendenz zu extremen Belastungen. Sie können zu Schäden führen, weil eine falsche Selbsteinschätzung viel häufiger im Breitensport als im Leistungssport zu finden ist.«[51] Sport ist nicht an sich gesund, sondern immer nur so gesund, wie er betrieben wird. Auf dem Ärztetag 1996 in Leipzig wurde deshalb sogar der Antrag gestellt, daß Freizeitsportler wegen des damit verbundenen Gesundheitsrisikos zusätzlich versichert werden müßten.

---

[47] Stern 21/89, S. 71
[48] Richard Rost, vormaliger Institutsleiter Sportmedizin an der Universität Dortmund, in: Neue Ärztliche Zeitung v. 25.4.1989
[49] Peter Weber, in: Der Internist 3/92, S. 154
[50] Heinz-V. Ulmer, in: AOK-Magazin 3/92, S. 5
[51] H.H. Dickhut, in: Der Internist 3/92, S. 129

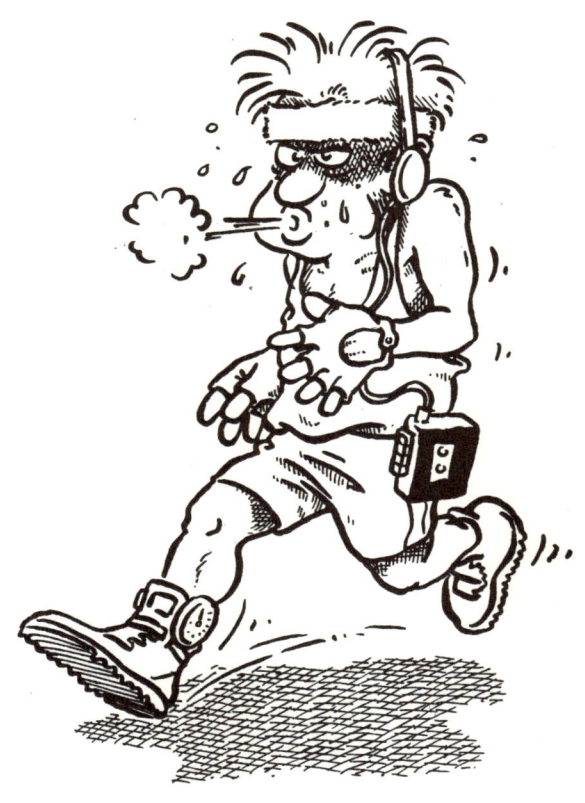

Der AOK-Sprecher Walter Reckien erklärt dazu lapidar: »Falscher Sport erhöht die Kosten der Kassen. Sport ist wie ein Medikament – die falsche Dosierung ist Gift.«[52]

Mit dem Minutentraining kann man eigentlich nichts falsch machen. Es ist unabhängig von Trainern, Geräten oder Trainingsstätten und kostet kaum etwas, noch nicht einmal ein Zeitopfer.

---

[52] Walter Reckien, Projektgruppe AOK, in: FOCUS 22/93, S. 117

In jeder Lebenslage: Das Küchentraining

Iß dein Brot mit Freuden und trinke deinen Wein mit gutem Mut.
                                                          Prediger 9,7

Als berufstätige Hausfrau bin ich (M.v.K.) zeitlich oft noch mehr eingespannt als mein Mann. Dadurch wird die Zeit, die ich für mich selber habe, deutlich geringer. Das darf kein Grund sein, mich körperlich zu vernachlässigen oder mich gehenzulassen. Im Gegenteil fühle ich mich geradezu herausgefordert, erst recht eine gute Kondition aufzubauen, um Beruf und Familie gleichermaßen gerecht zu werden. Deshalb nutze auch ich jede sich nur bietende Gelegenheit zum Minutentraining.

Im Grunde mache ich es genauso wie mein Mann. Ich überlege, wie ich mich mehr im Alltag bewegen kann, ohne zusätzliche Zeit-

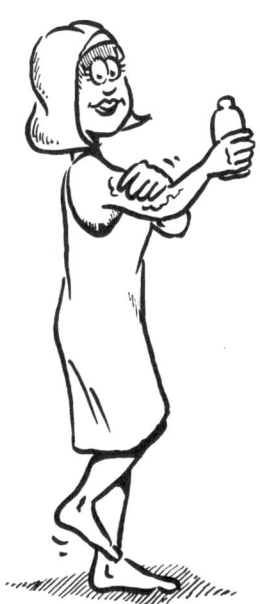

investitionen bringen zu müssen. Zum Beispiel in der Küche. Dort finden die Vorbereitungen für gemütliche Familienzusammenkünfte statt. Das Essen ist die summarisch größte Sinneslust und erfordert daher Zeit und Hingabe. Dennoch laufen viele eingeübte Handgriffe automatisch ab. Manches geht wie selbstverständlich von der Hand.

Beispielsweise das Gemüseputzen oder das Kartoffelschälen. Diese Zeit nutze ich, um mit Anspannungsübungen (Bauch, Gesäß, Beckenboden) meine Figur zu erhalten. Im Gegensatz zu der landläufigen Aufforderung, diese Arbeiten im Sitzen zu erledigen, verrichte ich sie stehend, allerdings federnd, mit leicht gebeugten Knien. Damit entlaste ich einerseits die Wirbelsäule, trainiere andererseits aber die Oberschenkel- und untere Rückenmuskulatur. Außerdem stärkt das leichte Federn das Bindegewebe der Beine und verhindert damit die Bildung von Krampfadern.

Zur Entlastung des Rückens bei längeren Arbeiten im Stehen empfehle ich, eine untere Schublade aufzuziehen und einen Fuß

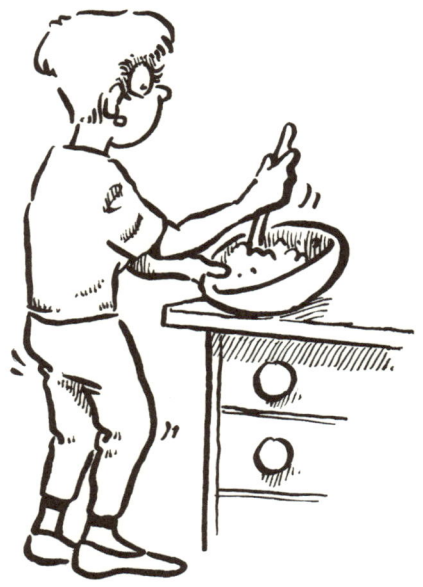

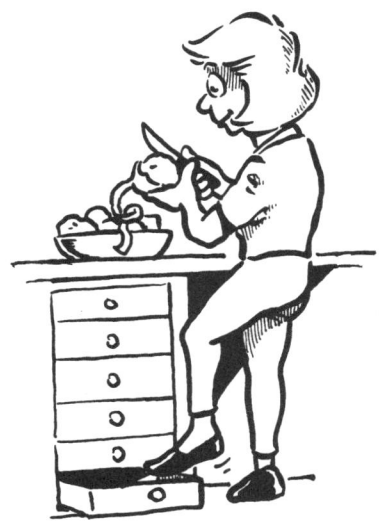

darauf abzustützen, ähnlich, wie es die Cowboys in den Filmen an der Theke tun.

Da einzelne Arbeiten oft doch eine Zwangshaltung bedeuten, zum Beispiel das Bügeln, halte ich immer zwischendurch inne, um

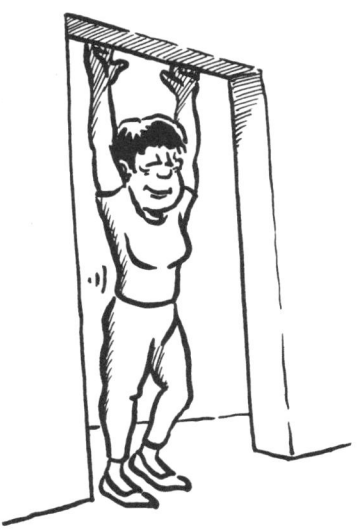

mich im Türrahmen festhaltend nach vorne zu dehnen. Das empfinde ich als ausgesprochen erleichternd für meine Schultern. Danach fühle ich mich erfrischt, und das Bügeln geht noch mal so gut weiter.

Am liebsten aber trainiere ich in den »Garphasen« beim Braten und Kochen, in denen ich nur anwesend sein muß. Hier habe ich beste Erfahrungen mit einem Hochelastikband gemacht, »Lifeline« genannt. Mit diesem Band mache ich folgende Übungen:

Zuerst das Ganzkörpertraining: Ich stelle mich mit leicht gegrätschten und gebeugten Beinen auf das Band und halte in jeder Hand einen Griff. Dann stemme ich die Griffe nach oben und strecke dabei den ganzen Körper. Anschließend lasse ich mich langsam von der Spannung des Bandes zur Ausgangshaltung zurückziehen.

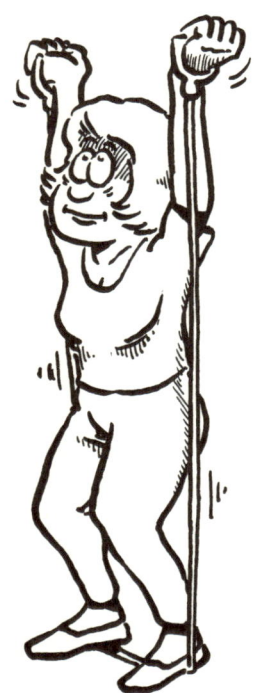

Danach folgt die Übung für die Brustmuskulatur: Ich befestige das Band an einer sicheren Stelle zwischen den Fenster- oder Türscharnieren, fasse die Handgriffe mit ausgebreiteten Armen, stehe in Schrittstellung, die Befestigung ist hinter mir, und führe die Hände unter Spannung nach vorne in Brusthöhe zusammen.

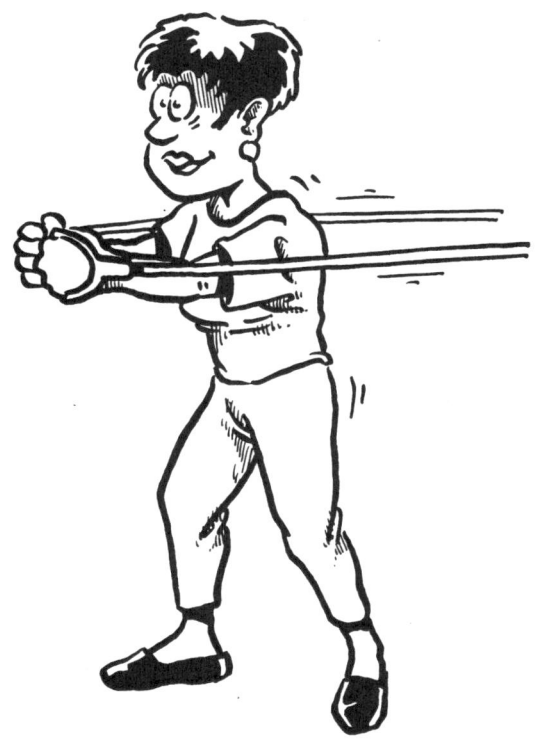

Als Gegenübung drehe ich mich um, die Befestigung ist nun vor mir, fasse mit leicht gegrätschten und gebeugten Beinen, aber mit nach vorn gestreckten Armen beide Griffe und ziehe die Ellenbogen unter Spannung zurück.

Keine dieser Übungen dauert länger als eine Minute. Und jedesmal, wenn ich so ein Minuntentraining gemacht habe, fühle ich mich anschließend wohlig durchwärmt und gelockert und kann meine Familie fröhlich zu Tisch bitten.

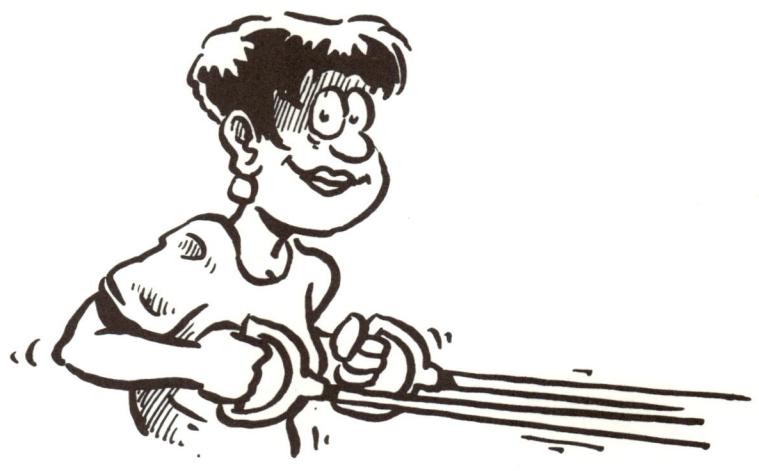

Ein bißchen tot

Alles Leben ist ein überschwenglicher Erneuerungsprozeß.

Sprichwort

Man sieht, es gibt viele Gelegenheiten, in denen parallele kleine Übungen eingefügt werden können. All diesen Überlegungen ist gemeinsam, daß sie eine innere aktive Haltung voraussetzen. Genau hier stoßen wir auf einen wunden Punkt in unserem Denken.

Wir reagieren auf den Trend immer labiler werdender Gesundheit mit Schonhaltungen oder mit verstärktem Medikamentengebrauch. Als Beispiel sei hier der Modetrend genannt, bei Bergwanderungen Skistöcke als Gehhilfe zu verwenden. Im Glauben, damit die Gelenke zu entlasten, wird aber bei unsachgemäßer Verwendung genau das Gegenteil erreicht. Es vermindern sich die koordinativen Fähigkeiten. Die Folge ist ein Watschelgang. Der Druck auf die Knorpelflächen erhöht sich ungleichmäßig. Die Abnutzung beschleunigt sich, und die Trittsicherheit geht verloren.[53]

Ein anderes Beispiel ist die Gesundheitsschuh-Mode. Schuhe mit Fußbetten, die genau die Problemzonen des Fußgewölbes abstützen und damit entlasten, führen zur direkten Verkümmerung der Muskulatur. Anstatt den Fuß zu unterstützen, wird diese dadurch ihrer Arbeit enthoben. Man nennt solche Entlastungshilfen »Orthesen« (künstliche Stützen). Die Muskulatur wird so schwach, daß sie schließlich ganz auf das künstliche Fußbett angewiesen sein wird. Der Fuß verliert seine ursprüngliche Spannkraft und wird breiter. Die Schuhindustrie reagiert begeistert mit immer neuen bequemen Modellen.

---

[53] Franz Berghold, in: Deutsche Zeitschrift für Sportmedizin 10/92, S. 454

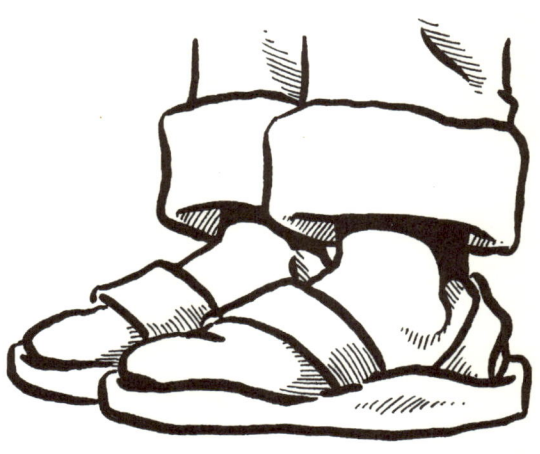

Der ursprünglich gut gemeinte Ansatz, die müden Füße nach einem arbeitsreichen Tag zu entlasten und entmüden, führt bei permanentem Gebrauch zur Schädigung des Stützapparates. Diese Schuhe werden immer häufiger ganztägig getragen – und dies oft genug gerade von den Personen, die es eigentlich besser wissen müßten: von Ärzten, Apothekern und Pflegepersonal. Dieser Widerspruch von Wissen und Empfehlen ist paradox.

Viele wollen sich mehr bewegen, es dabei aber gleichzeitig auch bequemer haben. Aber so makaber es sich anhört, so ernst sollte Richard Rost genommen werden, wenn er sagt: »Bewegung gehört zu den Eigenschaften, die das Leben definieren. Wer sich heute nicht mehr bewegt, ist schon gewissermaßen ein bißchen tot.«[54]

Ein physiologisches Grundgesetz sagt, daß sich die Leistung der inneren Organe parallel zur Leistung der äußeren Muskulatur verhält, das heißt wenn der Mensch muskulär nicht gefordert wird, entwickelt er sich auch organisch zum Schwächling. Das gilt sowohl für die inneren Organe, also auch den Herzmuskel, wie für Knorpel-

---

[54] Richard Rost, in: Herz, Sport und Gesundheit 6/91, S. 24

matrix, Gelenk- und Stützmuskulatur gleichermaßen. Wenn wir uns also wirklich zukünftig nicht mehr bewegen, dann werden die Bewegungsmangelerkrankungen weiter explosionsartig um sich greifen.[55]

Der einzig gangbare Ausweg scheint in der Tat in der persönlichen Initiative des einzelnen zu liegen. Die Möglichkeiten sind fast unbegrenzt.

---

[55] Dieter Lagerström, in: Herz, Sport und Gesundheit 1/93, S. 5

Beim Einkaufen: Turnhalle Supermarkt

Verhaltet euch weise und kauft die Zeit aus.   aus Kolosser 4,5

Wie oft mußte ich schon an der Kasse im Supermarkt warten! Und wie oft stand ich in der falschen Reihe, weil gerade an dieser Kasse ein Problem auftrat! Eine neue Rolle für Kassenbons wurde eingelegt, ein unleserlicher Preisaufdruck mußte überprüft werden. Dann hatte einer mehr eingekauft, als er Geld in der Tasche hatte, usw. Vertrödelte Zeit?

Mit dem Einkaufswagen lassen sich viele Übungen unbemerkt durchführen. Zehn Übungen kann ich aus dem Stand aufzählen. Es sind alles Übungen gegen nichtausweichenden Widerstand:

1. Übung: Ich umfasse den Schiebegriff und drücke die Hände wie zu einer Faust fest zusammen. Das fünf Sekunden lang. Damit werden Hand- und Unterarmmuskeln gestärkt.

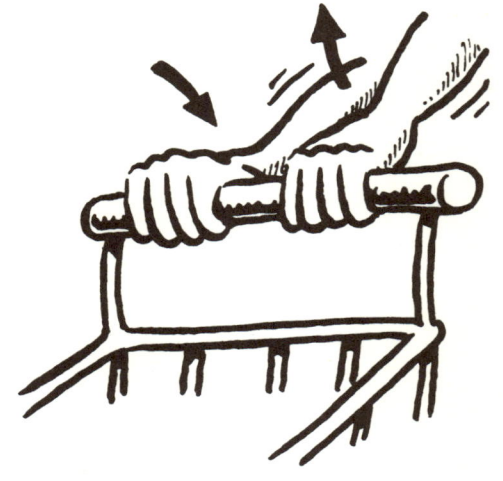

2. Übung: Dann versuche ich in gleicher Ausgangslage, eine Hand nach unten, die andere nach oben zu drücken. Anschließend mache ich es umgekehrt. Das hat eine ähnliche, zusätzlich aber auch noch bauchmuskelstärkende Wirkung.

3. Übung: Ich umschließe mit den Händen jeweils rechts und links ganz fest den Schiebegriff, so daß meine Hände zwanzig Zentimeter auseinander sind. Dann versuche ich den Schiebegriff zusammenzuschieben. Das geht natürlich nicht, aber es entsteht eine isometrische Anspannung für Unter- und Oberarme sowie für die Brustmuskulatur.

4. Übung: Anschließend versuche ich die Hände auseinanderzuziehen. Das hat die gleiche Wirkung auf die gegenüberliegende Muskulatur (die Antagonisten).

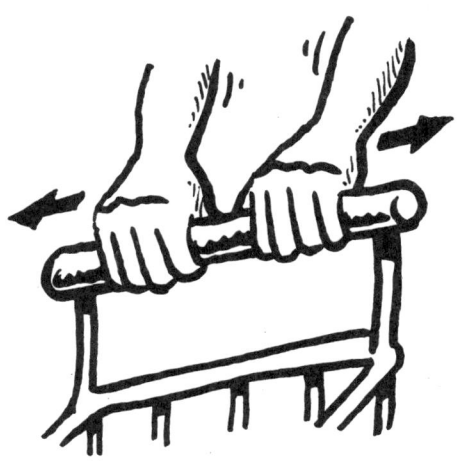

5. Übung: Ich drücke mit beiden Händen die Schiebestange des Einkaufswagens nach unten. Das trainiert die Unterarm- und Bauchmuskulatur.

6. Übung: Umgekehrt versuche ich den Wagen anzuheben. Wenn er sehr voll ist, wird das eine wirkungsvolle Beanspruchung von Unter- und Oberarmen wie Rückenmuskulatur.

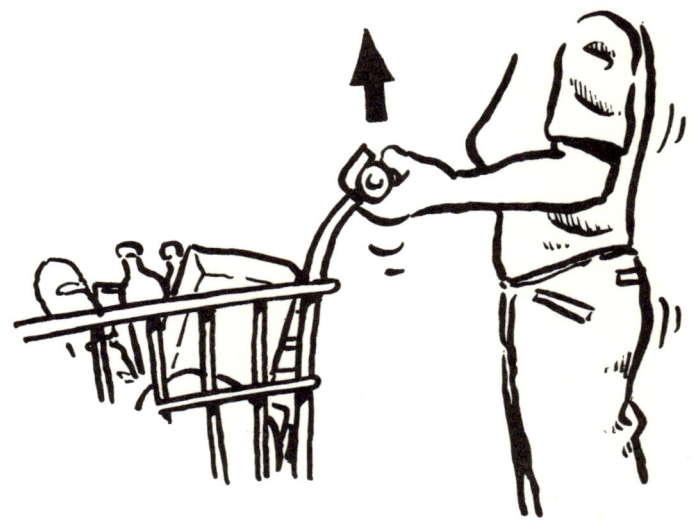

7. Übung: Ich halte mich am Einkaufswagen fest und spanne die Gesäßmuskulatur an. Das kann beidseitig oder auch abwechselnd rechts und links geschehen. Das formt nicht nur die Gesäßmuskulatur, sondern ist auch eine gute Übung gegen die Entstehung von Hämorrhiden.

8. Übung: Ich mache eine Schrittstellung und versuche im Wechsel, die Füße auf dem Boden zusammenzuziehen. Das stärkt die Beinmuskeln.

9. Übung: Ich versuche die leicht gegrätschten Beine seitlich zusammenzuziehen. Das stärkt die Abduktoren (Abziehmuskeln) in der Leistenbeuge. Schwieriger ist es umgekehrt, die Füße auseinanderzuziehen. Aber auch das versuche ich.

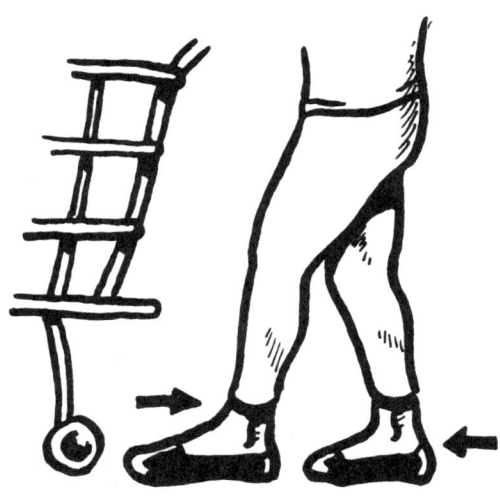

10. Übung: Ich spanne die Ober- und Unterschenkel an. Die Wirkung ist so frappierend, daß ich bei zweimal zehn Sekunden Anspannung am nächsten Tag einen Muskelkater bekomme.

Übrigens werden alle Übungen mit leicht gebeugten Knien durchgeführt. Das entlastet den Rücken. Sie dauern alle nur 5 Sekunden. Das bedeutet, daß die Anspannungsdauer auch nur jeweils 5 Sekunden beträgt.

Fitnesswege – aber welcher ist der richtige?

Irren ist menschlich.   Hieronymus

Es gibt viele Wege, sich körperlich gesund und fit zu halten. Der natürlichste ist nach wie vor der tägliche Spaziergang. Hippokrates empfahl: »Gehen ist die beste Medizin für den Mann.« Wer das nicht von selbst schafft, lege sich einen Hund zu. Der wird mit bittenden Augen und schwanzwedelnd die gesundheitsfördernde Bewegung für Herr und Hund erreichen.

Wer dann allerdings, wie es oft zu beobachten ist, nach einiger Zeit aus Bequemlichkeitsgründen ein Fahrrad benutzt, um den Hund in Bewegung zu halten, sich selbst aber dabei vor Belastung mit niedrigster Pedalumdrehung zu schonen, hat den Gewinn durch körperliche Bewegung für sich selbst noch nicht begriffen.

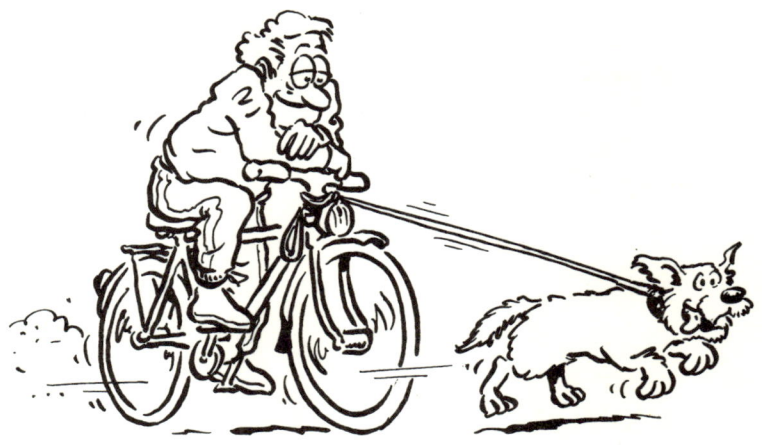

Aus heutiger Sicht scheint es geboten, durch Animation, persönliche Hilfestellung und Anleitung Bewegung zu vermitteln. Die Unfähigkeit, selbst aktiv zu werden, ist ein Hinweis auf unsere Unselbständigkeit und Hilflosigkeit auf diesem Gebiet. Der seit Jahren mit riesigem Erfolg geführte Werbefeldzug des Deutschen Sportbundes »Im Verein ist der Sport am schönsten« ist der Beleg dafür. Er konnte die Zahl der Mitglieder im Zeitraum 1991–1996 von 20 auf 23 Millionen erhöhen.[56]

Aber es gibt immer mehr Menschen, die sich nicht in Abhängigkeit von Vereinen begeben möchten, sondern allein für sich trainieren. Sie sind also darauf angewiesen, sich selbst zu motivieren. Ein Weg ist der sogenannte Heimsport.

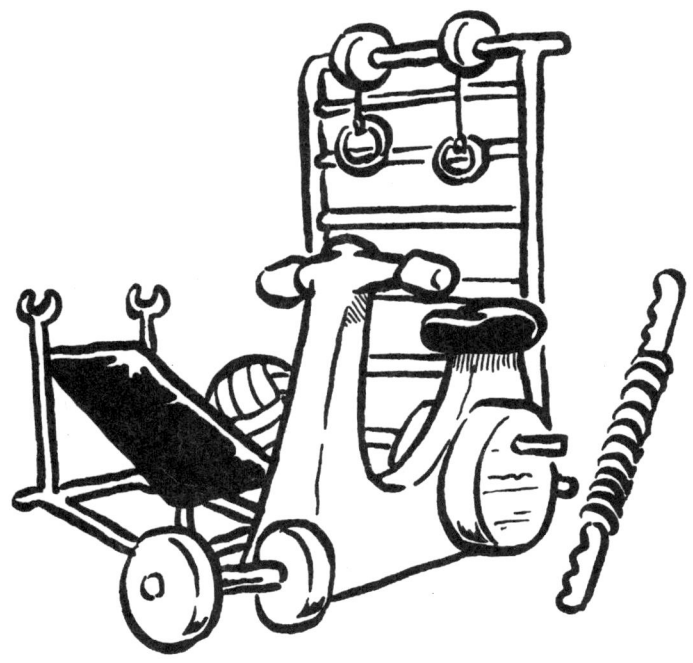

Unzählige Fahrradergometer, Rudergeräte, Fitnesswände, Stepper, neuerdings auch Trampoline in den deutschen Haushalten zeigen jedoch auch, daß Heimsport mittels dieser Geräte häufig schei-

[56] Statistisches Jahrbuch, Wiesbaden 1992, S. 453

tert, weil sie nur eine Animationskraft von durchschnittlich vier Wochen haben. Dann bleiben auch sie oft ungenutzt im Keller stehen und verstauben.

Trotzdem gebührt dieser Art des Gesundheitstrainings deswegen erhöhte Aufmerksamkeit, weil offensichtlich drei Viertel der Bevölkerung diesen Weg für sich persönlich gewählt haben. Und die zunehmende Zahl von Senioren und die neue Betonung der Gesundheitsvorsorge führen mit Sicherheit dazu, daß sich die Gesundheitsförderung mehr und mehr auf das eigene Heim konzentrieren wird.[57]

Das sollte Anlaß sein, darüber nachzudenken, ob nicht auf dem Weg über das Minutentraining mehr Selbstverantwortung entwickelt werden kann. Es könnte leicht und gezielt über die Medien Fernsehen oder Rundfunk mit geringstem Kostenaufwand vermittelt werden.

Wenn man bedenkt, daß der Mensch das einzige Lebewesen ist, das eine Vorstellung von seiner Zukunft hat, er also in der Lage ist, Schlußfolgerungen zu ziehen, Entwicklungen abzusehen und durch geeignete Maßnahmen zu beeinflussen, dann wundert es sehr, wie wenig wir diese Fähigkeiten nutzen. In den Unternehmen beispielsweise werden tagtäglich Entscheidungen getroffen, die zukünftige Entwicklungen plan- und vorhersehbar machen.

Dieses hohe Maß an intellektueller Leistung lassen wir aber unserer Gesundheit nur selten zukommen. Im Gegenteil handeln wir bei unserer Gesundheit rein instinktiv, jedenfalls solange es nur irgend geht. Mit unserer Gesundheit beschäftigen wir uns meist erst, wenn sie verlorengegangen ist, und überlassen es dem Arzt, der Krankenkasse und dem Sozialstaat, sie wieder zurückzugewinnen.

Ulrich Wickert schreibt dazu: »Die Pflegeversicherung wird das Gefühl, von der Wiege bis zur Bahre versorgt zu sein, noch weiter stärken. Damit fühlt sich der Bürger noch weniger verpflichtet, Verantwortung für sich selbst zu übernehmen.«[58]

---

[57] Ralph La Forge, San Diego, in: World Fitnews v. 15.6.1994, S. 54
[58] Ulrich Wickert, Der Ehrliche ist der Dumme, Hamburg 1994, S. 223

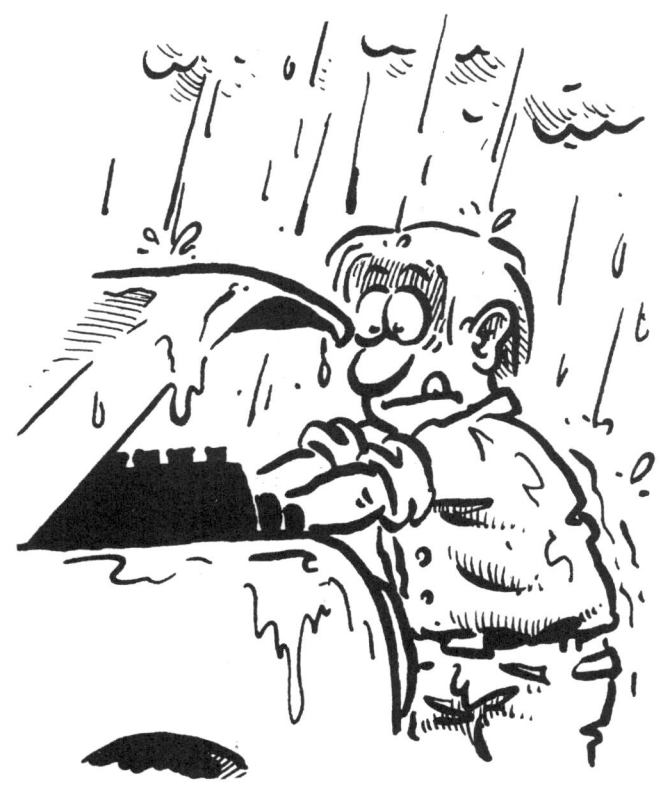

Wir pflegen unsere Gärten, düngen, lüften, beschneiden die Blumen hingebungsvoll. Hunde und Katzen werden ebenso sorgsam vor dem Krankwerden bewahrt. Unsere Autos lassen wir vor jeder größeren Reise sorgfältig durchchecken. Bei uns selbst aber schieben wir unbewußt die Verantwortung auf andere ab.

Der Mensch ist jedoch zur Bewegung bestimmt. Bewegung ist Freude am Leben. Die Werbung drückt unsere Wünsche deutlich aus: Spiel, Spaß und Sport. Dazu müssen wir uns selbst die Chance geben. Wir sind als spielende Wesen auf die Welt gekommen, aber wir haben es verlernt zu spielen ... Und es ist nun mal so: Mit zunehmender Bewegungsaktivität wächst der Wunsch nach mehr

Bewegung. Umgekehrt verliert der Mensch die Lust, sich zu bewegen, wenn er sich nicht darum bemüht ...

Wir beteiligen uns engagiert an der Diskussion über die Bewahrung der äußeren materiellen Ressourcen, bleiben aber seltsam inaktiv bei unseren eigenen körperlichen Ressourcen. Dabei können wir nirgendwo in so kurzer Zeit so riesige Umsatz- und Zuwachsraten erzielen wie im eigenen Körper. Weil aber niemand anderes als wir selbst für uns essen, verdauen, atmen und schlafen kann, müssen wir – ob wir wollen oder nicht – doch die Verantwortung für uns selbst ergreifen.

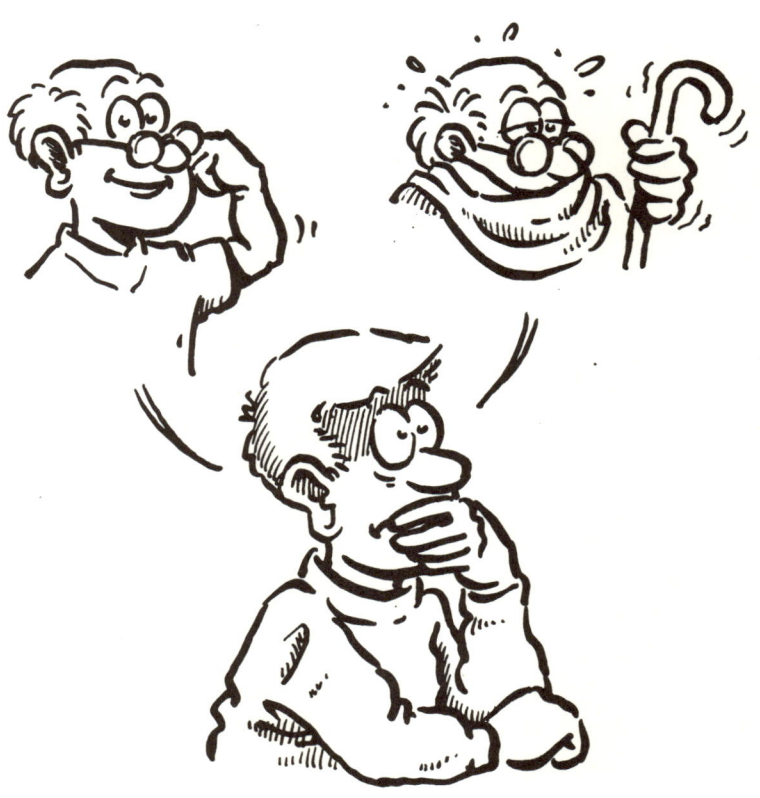

Richtig betten: Fröhliches Erwachen

Wie man sich bettet, so schläft man.
                                    Abgewandeltes deutsches Sprichwort

Wenn Sie nun diese Ausführungen wider Erwarten ermüdet haben, gebe ich Ihnen jetzt noch vier gute Tips, wie Sie gut schlafen und erfrischt aufwachen können. Meist setzt sich die Anspannung des Tages auch noch ungewollt in der Nacht fort. Schlechtes Einschlafen, unruhiger Schlaf und verspanntes Aufwachen sind die Folgen.

Der wichtigste Tip ist zugleich der am schwersten durchführbare. Sehen Sie nicht fern, jedenfalls nicht vor dem Schlafengehen. Das Fernsehen beansprucht schon mit der Vielfalt der Farben Ihr Gehirn mit Mehrarbeit. Da alle vier bis fünf Sekunden ein Bild- oder Szenenwechsel eintritt und dies oft mit Farbwechseln verbunden ist, muß das von der täglichen Arbeit ermüdete Gehirn noch einmal richtig Farbe mischen. Das ist für das Hirn eine anstrengende Tätigkeit. Es muß arbeiten, wo es sich eigentlich entspannen soll.

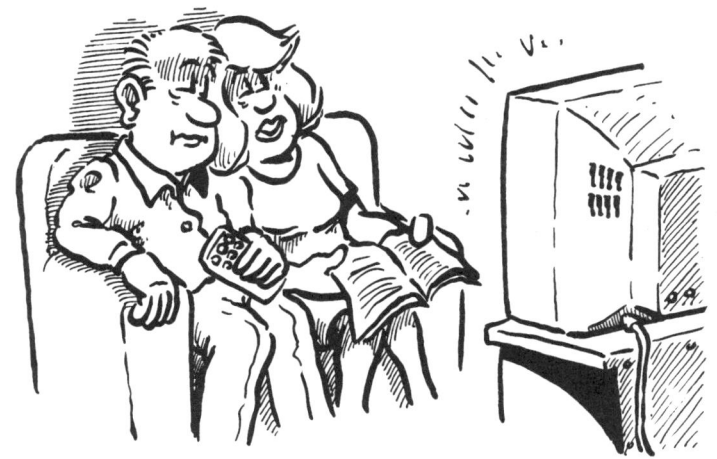

Die Folge ist, daß es noch schneller ermüdet. Deshalb schlafen so viele Leute vor dem Bildschirm ein. Machen Sie den Versuch eines Abends ohne Fernsehen und testen Sie danach, wie Sie geschlafen haben und morgens aufgewacht sind. Sie werden schnell selbst herausfinden, wie gut es Ihnen nach einem fernsehfreien Abend geht. Wenn Sie nun doch fernsehen wollen oder müssen, dann prüfen Sie den zweiten Tip. Nutzen Sie die Werbepausen und drehen Sie die Hüfte im Fernsehsessel wie beim Hula-Hopp. Die untere Lendenwirbelsäule lockert und entspannt sich. Sie können entspannter einschlafen.

Der dritte Tip ist, daß Sie vor dem Schlafengehen noch einmal duschen. Sie haben richtig verstanden. Normal duschen, und dann kommt es: Hinterher kalt abbrausen mit dem Kneippschen Guß. Das hat fast die gleiche Wirkung wie am Morgen. Diesmal jedoch geht es darum, daß mit der durch den kalten Guß bewirkten Muskelentspannung auch eine geistige Entspannung einhergeht. Sie gehen »erfrischt« müde ins Bett und schlafen wie ein Bär. Probieren Sie es aus.

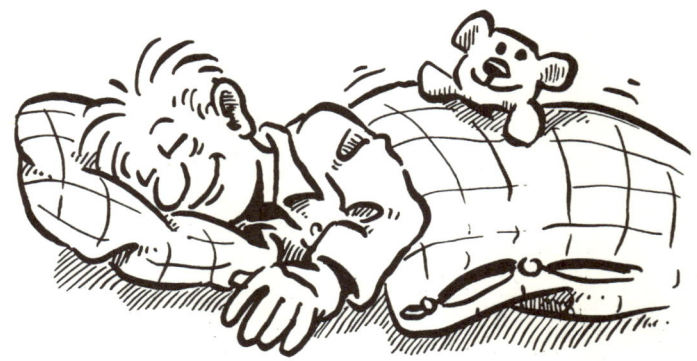

Der letzte Tip ist die richtige Lagerung im Bett. Er ist am schwierigsten zu erklären, hat aber die größte Wirkung. Zunächst ist es falsch, eine harte Matratze zu benutzen. Das hat man früher oft geraten, ist aber doch falsch, weil sie den Körper zwingt, sich ihr anzupassen, anstatt umgekehrt, daß die Matratze sich den Körperformen anpaßt. Dazu eignen sich am besten Latex- oder Taschenfederkern-Matratzen.

Die Wirbelsäule ist elastisch, gewissermaßen in alle Richtungen, auch in der Länge. Wenn man weiß, daß die Einschlafposition für die ersten zwei bis drei Stunden in der Nacht fast unverändert bleibt und man sich erst danach umdreht, kann man vorher durch eine bestimmte Körperlage eine wirkungsvolle Wirbelsäulenstreckung schaffen. Ein Chiropraktiker erläuterte uns, daß die Wirbelsäule auch in verspannten Situationen noch eine gewisse Elastizität hat. Das heißt, daß man die Wirbelsäule im Bett strecken kann.

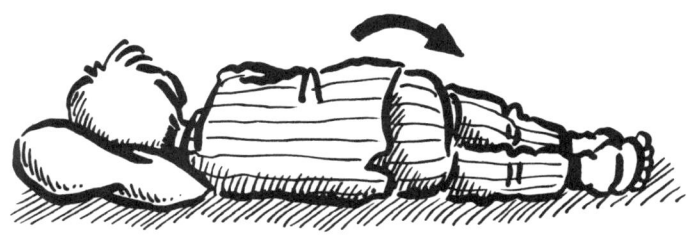

Und das geht so. Man liegt auf der Seite (bei »Seitenschläfern«), hebt die Hüfte an und versucht, sie in Richtung Füße zu verschieben, die Wirbelsäule sozusagen auseinanderzuziehen. Die Schulter bleibt fest auf die Matratze gelegt. Meist geht das Auseinanderziehen nur für einen oder auch nur einen halben Zentimeter. Dort legt man die Hüfte wieder zurück auf die Matratze. Da die Unterlage weich ist, aber trotzdem eine Spannung hat, bewirkt sie, daß die Wirbelsäule von diesem Moment an für Bruchteile von Zentimetern in der Länge auseinandergezogen ist. Und genau dieses Auseinandergezogensein bewirkt ein entspanntes Schlafen. Wir hatten früher selbst große Probleme, morgens ohne Rückenschmerzen aufzuwachen. Seitdem wir anpassungsfähigere Matratzen haben und so einschlafen, sind diese Probleme vergessen.

Nicht warten,
sondern heute schon beginnen!

Wie du beim Sterben gelebt zu haben wünschst,
so solltest du jetzt schon leben.　　Marc Aurel

Im Grunde genommen geht es darum, ein bewegungs- und gesundheitsorientiertes Leben zu führen. Ohne große Trainingsprogramme, -stätten und -zeiten.

Der damalige Bundesgesundheitsminister Seehofer erklärte auf dem Bundesärztekongreß im Frühjahr 1994 in Köln, daß er zukünftig präventives Verhalten belohnen lassen wolle, und führte aus, daß er darunter die regelmäßige Vorsorgeuntersuchung verstanden wissen wolle. Als ob die Vorsorgeuntersuchung irgend etwas mit Prävention zu tun hätte! Eine Vorsorgeuntersuchung stellt lediglich fest, ob eine Krankheit bereits eingetreten ist oder nicht.

Wenn wir darauf warten, daß die Politiker uns auf dem Weg zu besserer Gesundheit helfen, müssen wir uns sicher noch ein wenig länger gedulden.

Deshalb, warten Sie nicht länger! Das Minutentraining ist sicher der leichteste Weg. Es ist immer und überall zu praktizieren. Selbst während ich schrieb, habe ich sicher hundert kleine solcher Übungen spielerisch zur Unterbrechung, Auflockerung und neuen Motivation genutzt.

Selbst wenn all unsere Vorschläge dem einen oder anderen noch zu kompliziert sind, ist der Weg des Minutentrainings trotzdem richtig. Die Devise lautet: Bewegung, wo immer es geht. Es ist nicht schwer. Man muß nur daran denken. Deshalb haben wir unsere Vorschläge in Form von Taschenkarten beigefügt. Nehmen Sie sie mit, kopieren Sie sie sich, hängen oder stellen Sie sie sichtbar auf.

Für den Fall, daß Sie die Karten vergessen sollten, geben wir Ihnen zum Schluß noch den einfachsten Tip, sich fit und jung zu halten:

Niemals liegen, wenn Sie sitzen können.
Niemals sitzen, wenn Sie stehen können.
Niemals stehen, wenn Sie gehen können.

Wir wünschen allen, es zum eigenen Segen auszuprobieren und es immer wieder neu einzuüben, solange jedenfalls, bis es zu einem festen Bestandteil des täglichen Lebens geworden ist. Bei uns ist das ganz schnell gegangen. Vielleicht gelingt es Ihnen genauso.

Teil 3

Das Minutentraining in Taschenkarten

Taschenkarte Minutentraining – Der Tag fängt an

Taschenkarte Minutentraining – Im Bett

Taschenkarte Minutentraining – Beim Zähneputzen

Taschenkarte Minutentraining – Durch den Tag

Taschenkarte Minutentraining – Stau- und Ampeltraining

Taschenkarte Minutentraining – Im Auto

Taschenkarte Minutentraining – Venenpumpe

Taschenkarte Minutentraining – Der Minutenurlaub

Taschenkarte Minutentraining – Trampolinschwingen

Taschenkarte Minutentraining – »Turnhalle« Supermarkt

Taschenkarte Minutentraining – In der Küche

Taschenkarte Minutentraining – Niemals Sitzen

Taschenkarte Minutentraining – Im Büro

Taschenkarte Minutentraining – Lifelineübungen

Taschenkarte Minutentraining – Muskeltraining mit dem Lifeline

BEWEGUNG IST LEBEN

Minutentraining „Der Tag fängt an"

Kopf anheben	Recken/Strecken	Trampolin-Schwingen	„Ski-Abfahrtshocke"
Balancieren	Muskeln stärken	Balancieren	Koordinieren
Kopf bewegen			

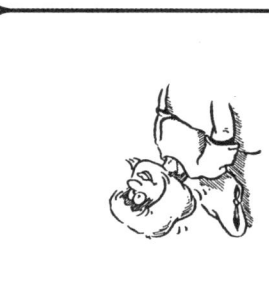
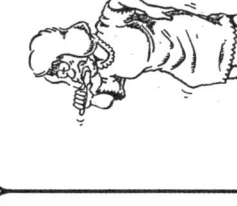
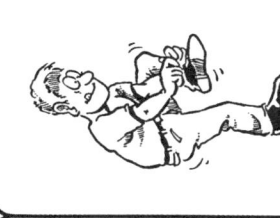
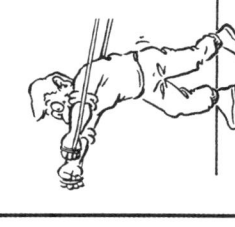
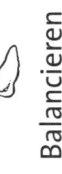
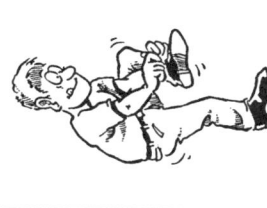

BEWEGUNG IST LEBEN Gert und Marlen von Kunhardt Hof Rachut 23714 Bad Malente Fon 04523-990290

Bewegung ist Leben
Minutentraining im Bett

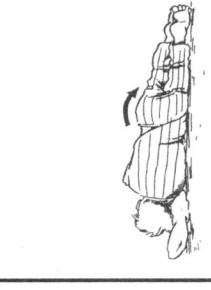
Wirbelstreckung

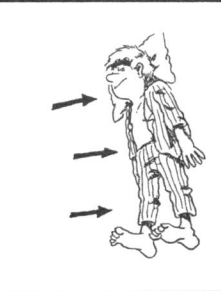
Rückenanspannung

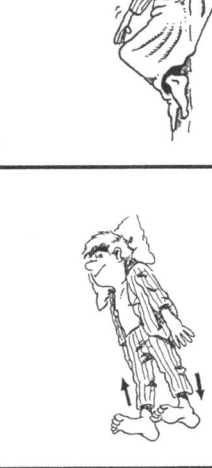
Bauchmuskeltraining

Beckenverschiebung

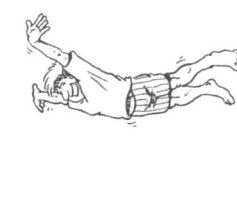
Streckung

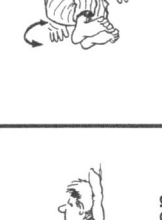
Wirbelsäulendrehung

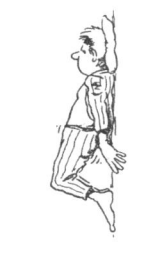
Beckenboden-anspannung

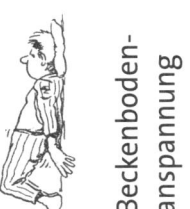
Rückenschaukel

BEWEGUNG IST LEBEN Gert und Marlen von Kunhardt Hof Rachut 23714 Bad Malente Fon 04523-990290

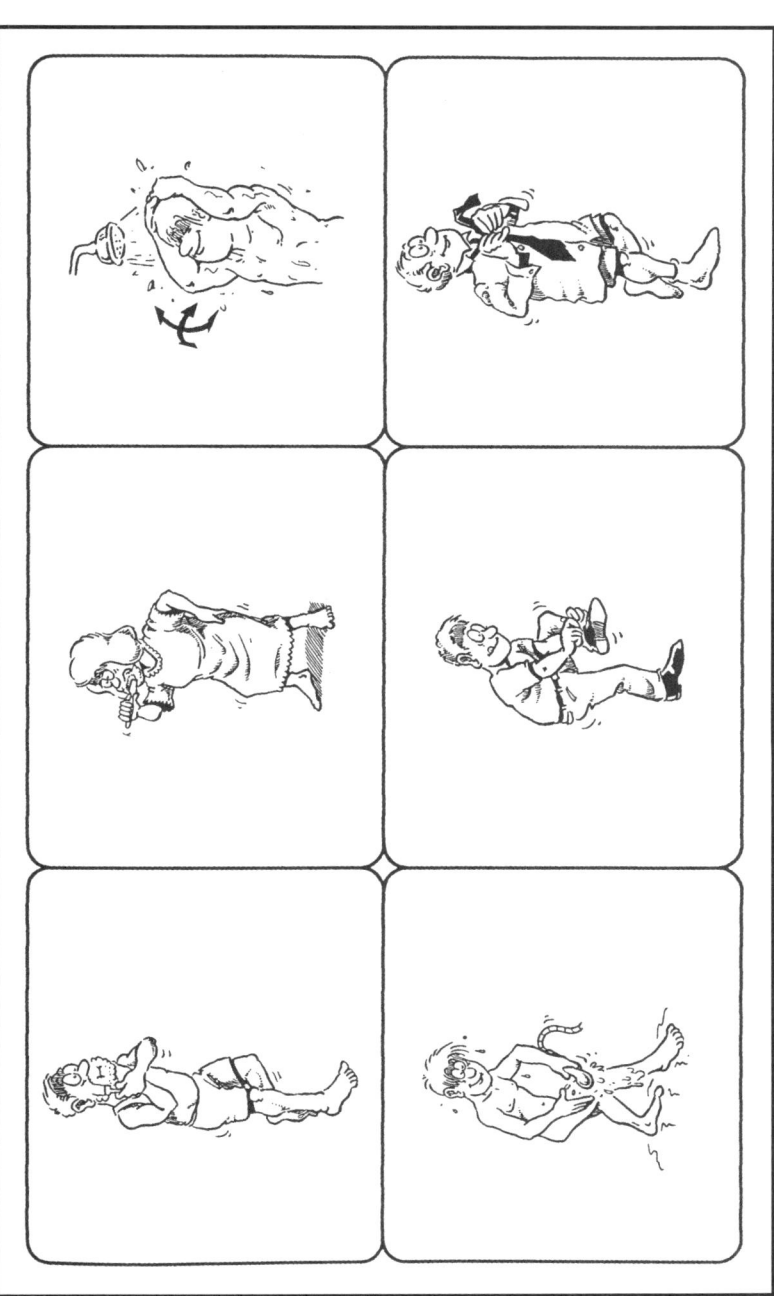

Minutentraining „Durch den Tag"

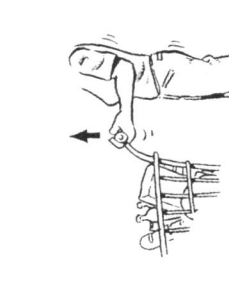
Im Bett

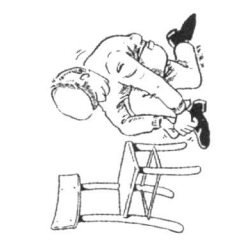
Im Badezimmer

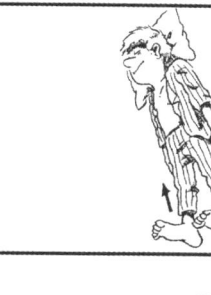
Beim Anziehen

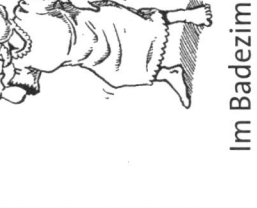
Beim Einkaufen

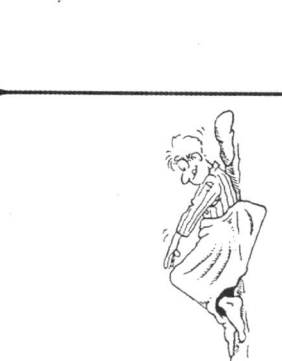
Im Büro

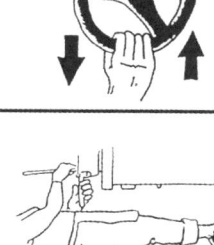
Beim Kochen

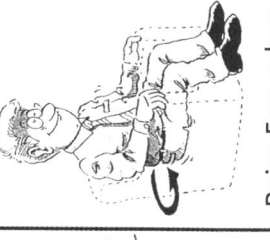
Im Auto

Beim Fernsehen

Im Bett

BEWEGUNG IST LEBEN Gert und Marlen von Kunhardt Hof Rachut 23714 Bad Malente Fon 04523-990290

Stau- und Ampeltraining

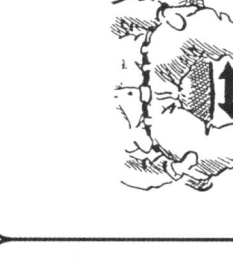
Schulterrollen

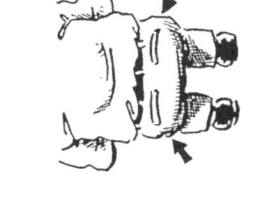
Drücken u. "Schnippen"

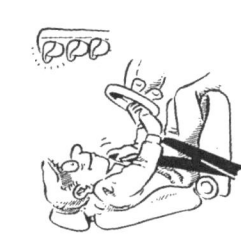
Zusammenpressen

Auseinanderdrücken

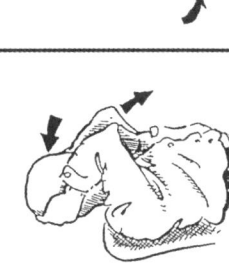
Ziehen

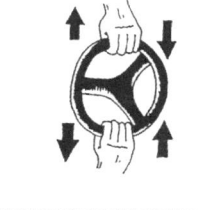
Diagonal ziehen

Ziehen u. drücken

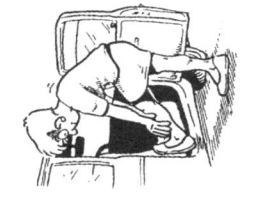
Dehnen

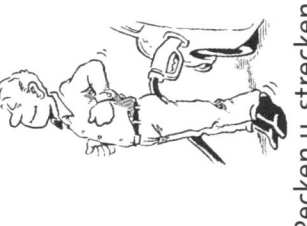
Recken u. strecken

BEWEGUNG IST LEBEN Gert und Marlen von Kunhardt Hof Rachut 23714 Bad Malente Fon 04523-990290

Bewegung ist Leben
Minutentraining im Auto

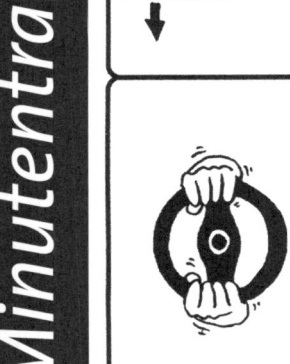
Zusammendrücken, Ziehen

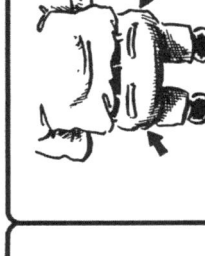
Zurückziehen

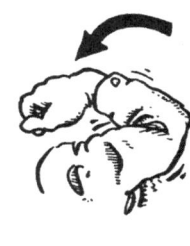
Nach vorne ziehen

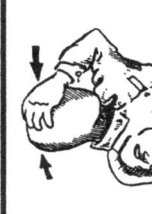
Zusammenpressen

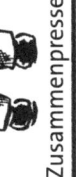

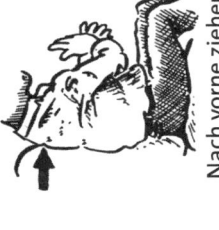
Diagonalziehen

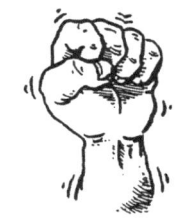
Diagonalpressen

Ballen

Anspannen

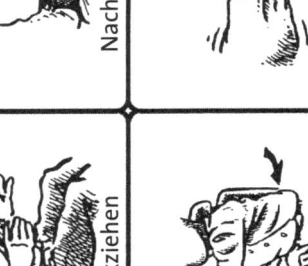
Auseinanderdrücken

Zusammenpressen

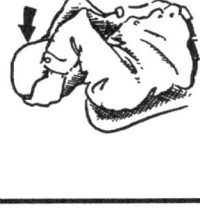
Nach vorne ziehen

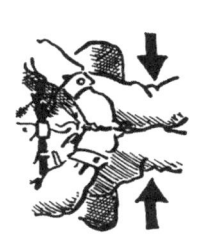
Nach hinten drücken

BEWEGUNG IST LEBEN Gert und Marlen von Kunhardt Hof Rachut 23714 Bad Malente Fon 04523-990290

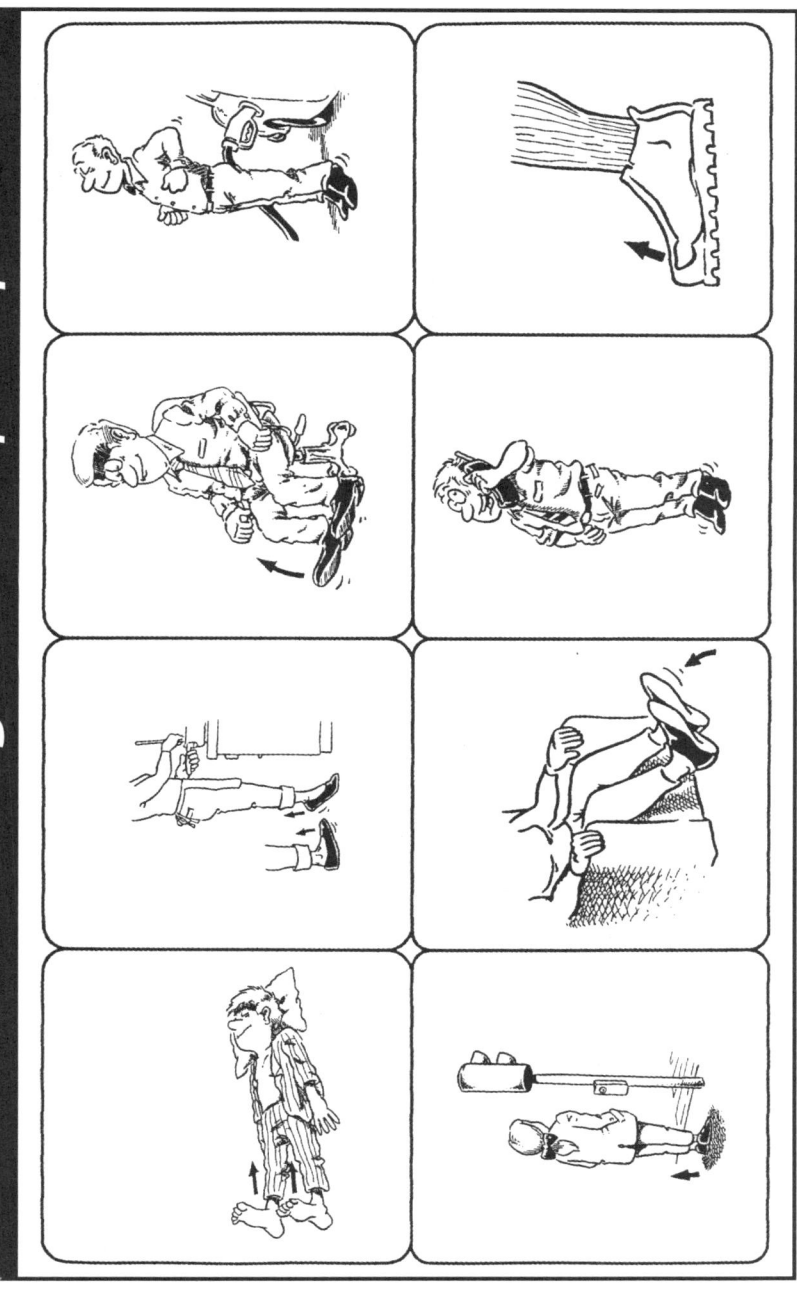

Minutentraining „Venenpumpe"

BEWEGUNG IST LEBEN Gert und Marlen von Kunhardt Hof Rachut 23714 Bad Malente Fon 04523-990290

bewegung ist Leben
Der Minutenurlaub

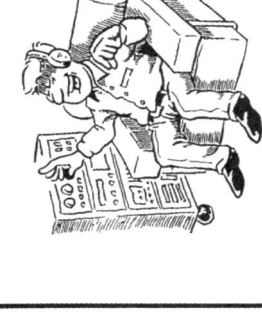
Augenweide

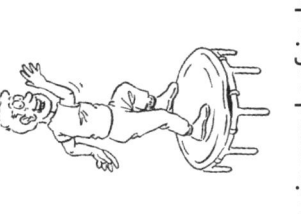
Schwingend erfrischen

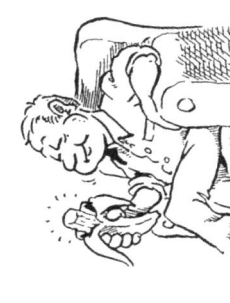
Ohrenschmaus

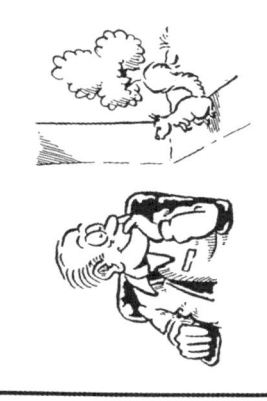
Selbstmassage

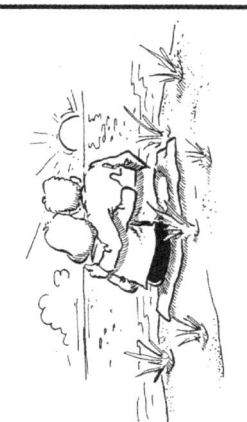
Innehalten

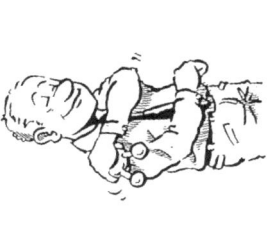
Gaumenfreude

BEWEGUNG IST LEBEN Gert und Marlen von Kunhardt Hof Rachut 23714 Bad Malente Fon 04523-990290

Bewegung ist Leben
Trampolinschwingen

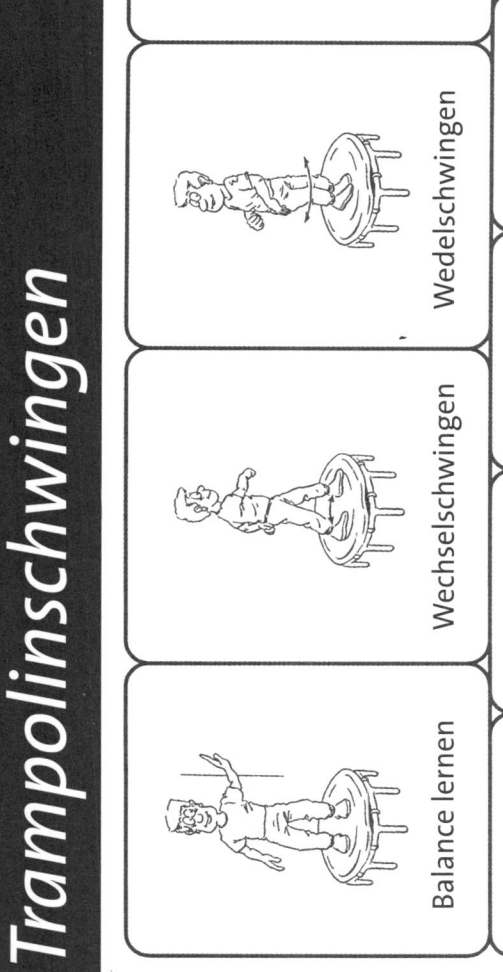

BEWEGUNG IST LEBEN Gert und Marlen von Kunhardt Hof Rachut 23714 Bad Malente Fon 04523-999290

Bewegung ist Leben
„Turnhalle" Supermarkt

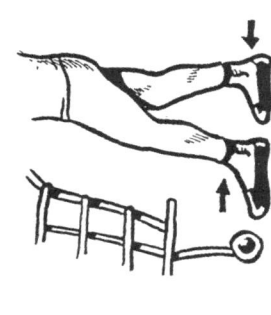 Auseinanderziehen	Wechseldrücken	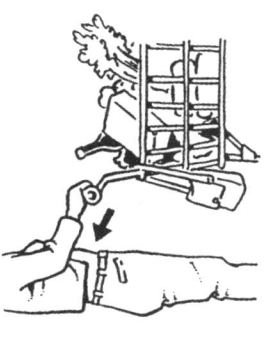 Wechselziehen
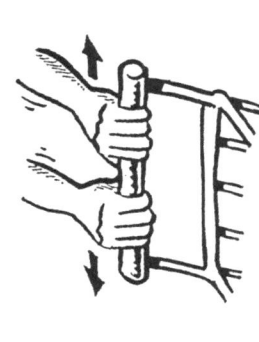 Anheben	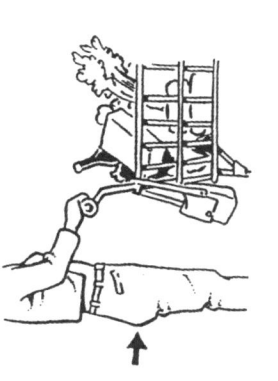 Gesäßmuskeln anspannen	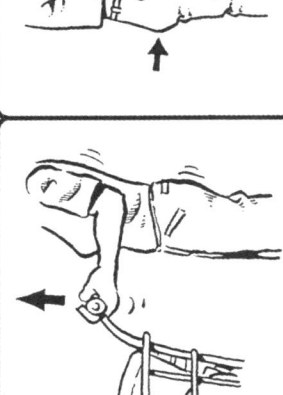 Bauchmuskeln anspannen

BEWEGUNG IST LEBEN Gert und Marlen von Kunhardt Hof Rachut 23714 Bad Malente Fon 04523-990290

Minutentraining in der Küche

Dehnen	Wippen	„Weiche Knie"	Fuß hochstellen
Muskeltraining	Hüftdrehung	Isometrische Anspannung	Anspannen der Beinmuskulatur

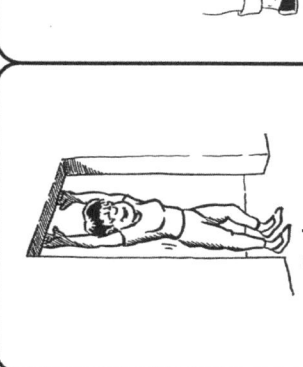
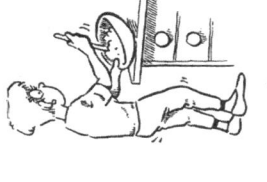
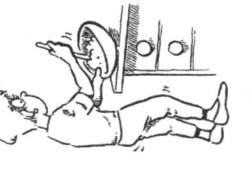
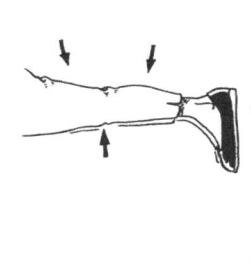
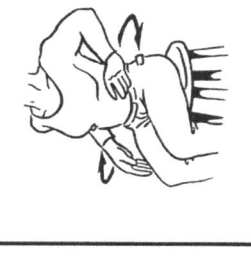
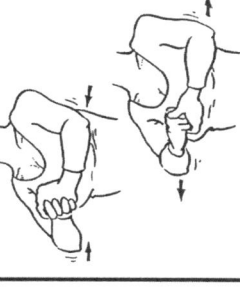
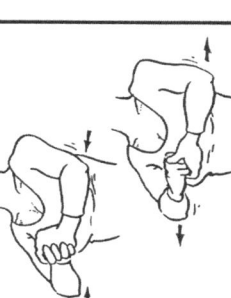

BEWEGUNG IST LEBEN Gert und Marlen von Kunhardt Hof Rachut 23714 Bad Malente Fon 04523-990290

Niemals sitzen...

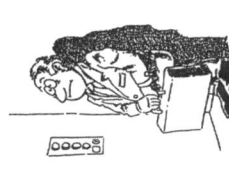

Niemals stehen,
wenn Sie
gehen können!

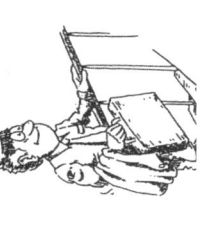

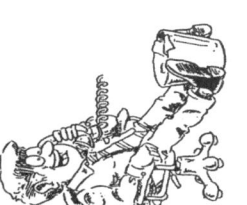

Niemals sitzen,
wenn Sie
stehen können!

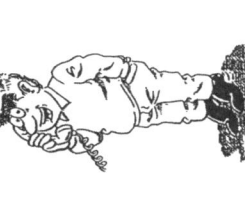

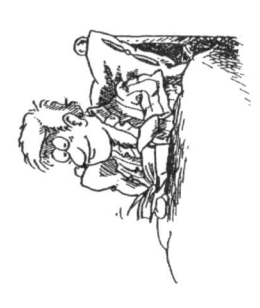

Niemals liegen,
wenn Sie
sitzen können"

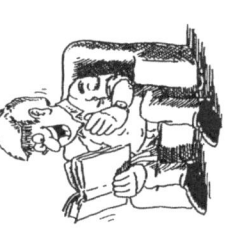

BEWEGUNG IST LEBEN Gert und Marlen von Kunhardt Hof Rachut 23714 Bad Malente Fon 04523-990290

BEWEGUNG IST LEBEN

Minutentraining im Büro

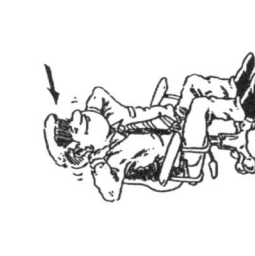 Kopf gegen die Hände drücken

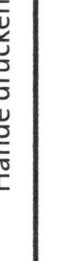 Dehnen

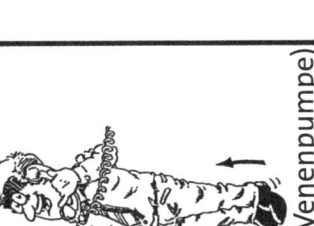 Beine anheben

Wippen (Venenpumpe)

Wippen (Venenpumpe)

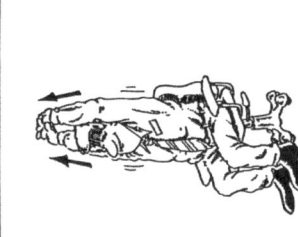 Schultern rollen

Strecken

Zehenspitzen anziehen

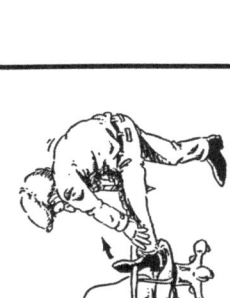 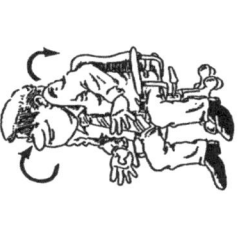 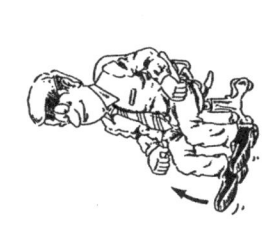 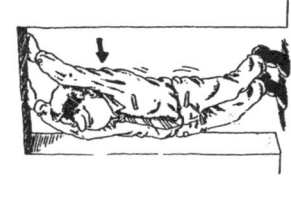

BEWEGUNG IST LEBEN   Gert und Marlen von Kunhardt   Hof Rachut   23714 Bad Malente   Fon 04523-990290

Bewegung ist Leben
Lifelineübungen

Arm- u. Beinmuskeln	Brustmuskeln	Bauchmuskeln	Bauch- u. Beinmuskeln
Schultermuskeln	Schulter- und Rückenmuskeln	Bauchmuskeln	Brustmuskeldehnung

BEWEGUNG IST LEBEN Gert und Marlen von Kunhardt Hof Rachut 23714 Bad Malente Fon 04523-990290

Muskeltraining mit dem Lifeline

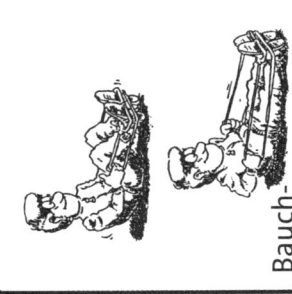
Bauch- und Beinmuskulatur

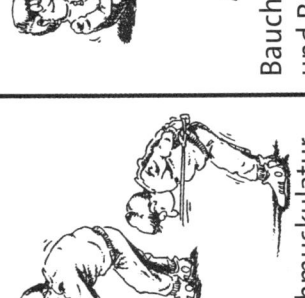
Bauchmuskulatur

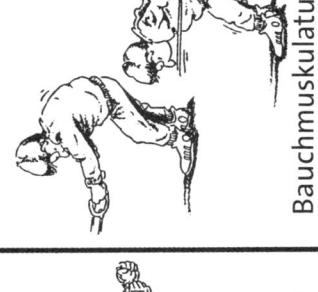
Brustmuskulatur

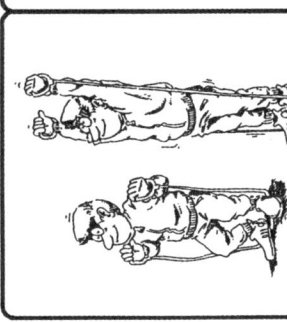
Arm- u. Beinmuskulatur

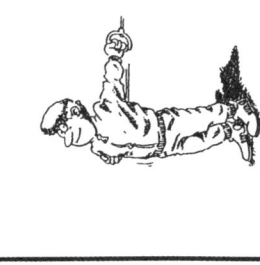
Brustmuskulatur

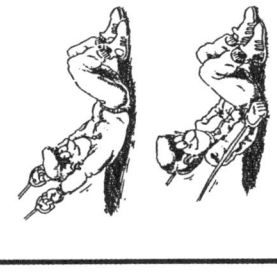
Bauchmuskulatur

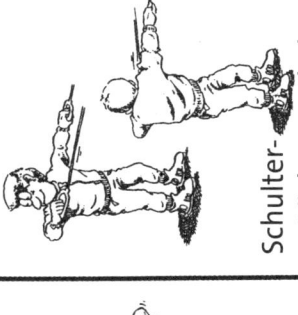
Schulter- u. Rückenmuskulatur

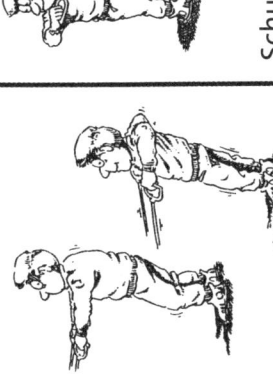
Schultermuskulatur

BEWEGUNG IST LEBEN Gert und Marlen von Kunhardt Hof Rachut 23714 Bad Malente Fon 04523-990290

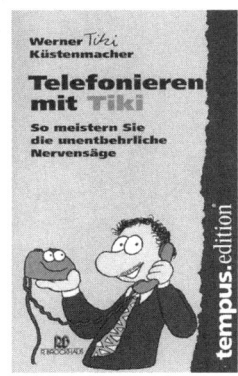

Telefonieren mit Tiki
So meistern Sie die unentbehrliche Nervensäge.
Auch richtig und erfolgreich telefonieren will gelernt sein. Tiki wäre nicht Tiki, wenn es ihm nicht gelänge, mit treffsicheren Karikaturen, fachkundigen Kommentaren und hintergründigem Humor eine Arbeitshilfe zu bieten, die aus dem Rahmen fällt.

Taschenbuch, 96 Seiten,
Bestell-Nr. 220.504

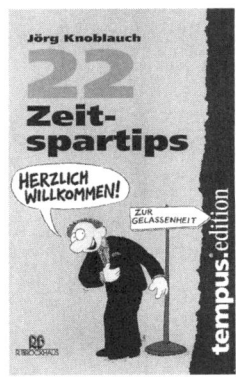

22 Zeitspartips
»Ich brauche mehr Zeit!«
Wer kennt diesen Stoßseufzer nicht?
Lesen Sie die 22 Zeitspartips und genießen Sie danach das Leben auf Ihre Art!

Taschenbuch 64 Seiten,
Bestell-Nr. 224.142

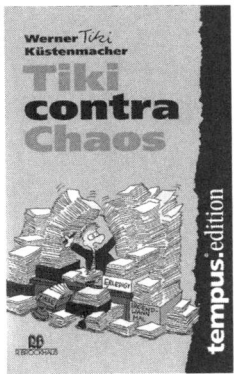

Tiki contra Chaos
Das neben dem Zeitplanbuch wichtigste Buch für tempus-Nutzer. Ein Feuerwerk guter Ideen des Münchner Karikaturisten Tiki Küstenmacher, voller Witz und Ironie und dennoch eine ausgezeichnete Praxishilfe.

Taschenbuch, 64 Seiten
Bestell-Nr. 220.498

tempus. / R. Brockhaus

Aufbruch zur Gelass

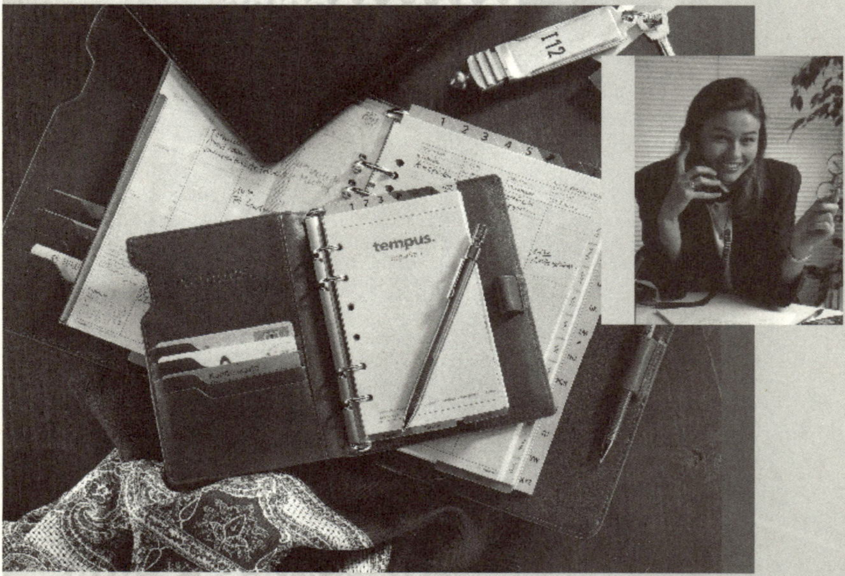

Ein Buch fürs Leben

Termine überblicken, Notizen wiederfinden, Ideen festhalten, Ziele verwirklichen, Adressen und Telefonnummern nachschlagen, Budgets verwalten, Reisen planen, an Geburtstage denken – das alles und vieles mehr haben Sie mit dem tempus-Organizer immer im Griff. Und da Ihr tempus-Organizer nicht nur ein nützliches, sondern auch ein ganz persönliches Buch sein soll, können Sie zwischen mehreren attraktiven Ausstattungsvarianten wählen.

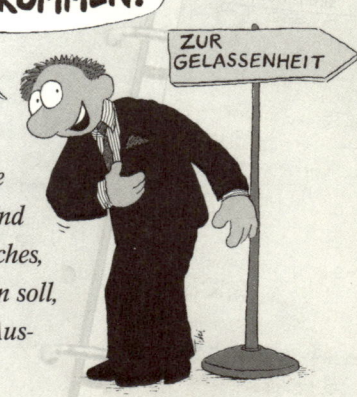

enheit...

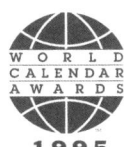
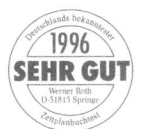

**1995
1996
1997**

tempus. 52 Komplettsystem (1 Woche auf 2 Seiten)

Westentaschen-Format
(20 mm Ringmechanik)

■ **Einband Kunstleder schwarz** (A-C+AN4)
Best. Nr. A4CN
129,90

■ **Einband Leder schwarz** (A-A+AN4)
Best. Nr. A4AN
199,90

Einzelpreis für Kalendarium
Best. Nr. AN4 **25,95**
Bitte Jahreszahl angeben

A5-Format
(30 mm Ringmechanik)

■ **Einband Kunstleder schwarz** (B-C+BN4)
Best. Nr. B4CN
199,90

■ **Einband Leder schwarz** (B-A+BN4)
Best. Nr. B4AN
299,90

Einzelpreis für Kalendarium
Best. Nr. BN4 **49,-**
Bitte Jahreszahl angeben

tempus. 365/2 Komplettsystem (1 Tag auf 2 Seiten)

Westentaschen-Format
(20 mm Ringmechanik)

■ **Einband Kunstleder schwarz** (A-C+AN1)
Best. Nr. A1CN
163,90

■ **Einband Leder schwarz** (A-A+AN1)
Best. Nr. A1AN
233,90

Einzelpreis für Kalendarium
Best. Nr. AN1 **59,95**
Bitte Jahreszahl angeben

A5-Format
(30 mm Ringmechanik)

■ **Einband Kunstleder schwarz** (B-C+BN1)
Best. Nr. B1CN
259,90

■ **Einband Leder schwarz** (B-A+BN1)
Best. Nr. B1AN
359,90

Einzelpreis für Kalendarium
Best. Nr. BN1 **109,-**
Bitte Jahreszahl angeben

Fordern Sie heute noch den kostenlosen umfangreichen Katalog an oder fragen Sie Ihren Buch- oder Fachhändler.

tempus.
Postfach 142084 · D-89529 Giengen

tempus.organizer®